善待癌症最健康

導引開創癌症痊癒的奇蹟與方法

姜淑惠醫師

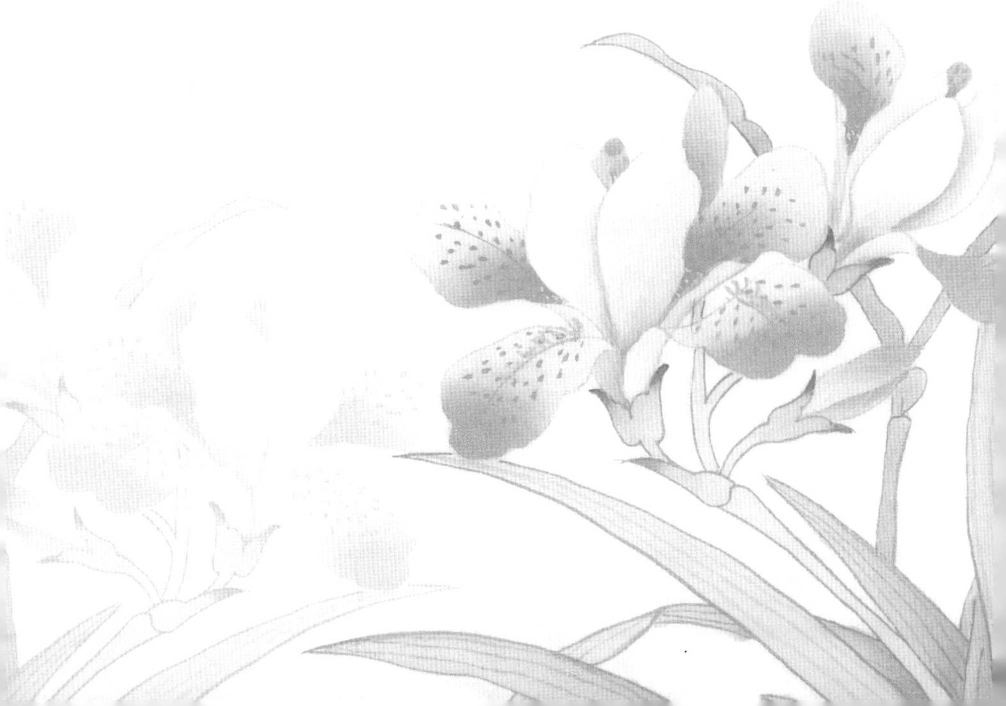

〈總序〉活在無病無痛的健康世紀

眞正的健康之道，就是全方位提昇生命的能量。

姜淑惠

二十多年前我立志學醫，十八年前正式展開行醫之路，十一年前我離開大學講台，轉而以社會大衆做爲醫學教育的對象。

由於醫務工作的轉型，結識更多的朋友及病患，發現他們都在找尋「教人正確飲食的醫師」「專治怪病的醫師」……。此後詢問如何從飲食、生活及靈修方面來改善染患的重病，或預防方法的人，也就更多了。

我以能眞誠實踐及承擔「眞正的醫者」爲榮，以能助人度過困境爲己任。我感到欣慰的是，愈來愈多民衆覺醒且了解「治療疾病」與「痊癒健康」是截然不同的；生病與排毒看似相類其實也很不一樣。

大家開始有了承擔自己病痛的勇氣與康復的決心，更重要的是——發現並體驗到「痊癒」的原動力——竟然來自於自己，大家不再迷信藥物，不再依賴醫師、抱怨護士。

原來「自然清淨的飲食」+「良好的生活態度」+「豐沛的生命關懷」，三合一的健康模式就是最好的健康保險。

當我累積了更多健康痊癒的病例後，這些生活中、生命裡的見證與鐵則，使我架構「健康之道」更具遠景、更爲恢弘、更有希望。

醫療最高的境界是什麼？應是「預防」。醫師最崇高的使命又當如何？想必是「教育」，教導民眾如何重建健康。

近五年來，志同道合的夥伴們與我，集資數百萬元，出刊拙著《健康之道》近四十萬冊，但這冊小書深奧難解，內容亦未完備，所以規劃重新編撰，以循序漸進之法，從理論、觀念到飲食調配、食譜製作、日常保健、健康蛻變歷程，竭盡所能，深入淺出，展現其精微之美，不僅易懂易學，且值得動心動手。

一生當中，能眞正做出一點有意義的事情，俯仰天地無所愧怍是值得的。

我從「病從口入」的棒喝中，體悟飲食改革的眞諦與奧妙，進而推衍出一套可以自覺、自察、自療、自癒的健康法則，諸如「新世紀的健康觀」「最正確的營養觀」「防治癌症的祕訣」「體質改善的下手處」……

二十世紀是重視科技文明、講求效率的世紀，回首百年歷史滄桑，人與環境都病得很沈重，我們幾乎嗅不到、也找不到眞正健康的人。

展望未來，生存的契機與生命的內涵，應著眼在哪兒？只有擁有健康，體認健康的眞諦，其他財富、名位、理想、抱負……等才會變得有意義。

所以二十一世紀的願景是什麼？是——「重建健康的世紀」。

隨著地球村的來臨，健康的界定，既深且廣，廣如生物界環境的平衡，深如身心靈性整體的康復。唯有對健康更明確體認及自我把握，二十一世紀才有希望，才能更健康。

我們竭誠製作這一系列「健康之道」的叢書，其中涵容的道理，寬廣深遠，從生到死，從醒到睡，從靜到動，從早安到晚安，從一念到一言一行，斑斑可考。換言之，如何能在這一生中圓滿無憾、無畏、無懼，光明磊落，利己、利人、利天下。

但願它能成為人人的健康手冊，參考典籍，傳家寶典，國民健康教育的最佳教材。

〈導讀〉

善待癌症薩婆訶

姜淑惠

創作、出版「健康之道」系列叢書的初衷，是本著健康是有次第、可以學習的方法。俗有「太極導引」，我有「健康導引」，從生活、飲食、料理中，逐步引導，踏上健康的坦途。內容上，深入而淺出；執行上，下手易而成效高。《善待癌症最健康》的誕生，正是系列叢書的延續與拓展。

三合一的健康模式是最佳的健康保險，所以在癌症痊癒的過程中，也本此原則。

或許讀者在本書中，看不到防癌的特別菜單或料理，也找不到治癌的祕方或偏方，但實際上這部分早已涵融在這個系列叢書中，這是避免處處重疊的設計，也是步步增上的自我期許與創作動力，所以讀者務必自行延展或參考閱讀。

健康痊癒模式：

＊自然清淨飲食——請參考《這樣吃最健康》《這樣料理最健康》。

＊良好生活態度——請參考《這樣生活最健康》。

＊豐沛生命關懷——請參考《善待癌症最健康》。

「爲什麼？爲什麼？」

討論癌症的專書或資料，已相當豐富，我常問自己，有必要再寫一本嗎？——有必要，爲什麼？因爲這本「與衆不同」。

我也問問讀者朋友，有必要再看一本嗎？——有必要，爲什麼？因爲不讀會是一種損失。損失的不僅是財富，也是健康，更是生命的活力，將會無比懊悔。

爲什麼人人都主張抗癌、剋癌、殺癌，姜醫師妳卻自始至終，倡導「善待癌症」呢？在這本書中，我將逐步揭開我這個老頑固的執著處，與不爲人知的神祕寶藏。

十年多前，我因發掘寶藏而生命力豐沛無比，更不忍心癌症病友或健康朋友，未識得這等寶藏而生命空來一回，所以全神投注於這項生命寶藏開創的工作，或行醫，或生活，或寫作，或旅行，或進修……

本書內容是由三部曲所結合的樂章，可隨個人的興趣、需求、意願而任選一曲來觀聽。也可從目錄中，找尋自己所樂於閱讀的題目或章節開始，畢竟這本書本身就是寶，尋寶的人進入寶藏中，從哪裡找都是可以的。

如果喜好論理，左腦發達者，可從「理論篇」入手。

又如知難行易，著重實用者，可從「方法篇」下手。

再如愛聽故事，右腦思惟者，可從「案例示範篇」輕鬆受用。

我在「理論篇」中整理蒐集豐富的文獻關鍵資料，等於代替讀者過濾龐雜的癌症資訊，節省大家上網查詢或大量閱讀的辛勞。把醫學專業的術語，轉化爲健康教育的常識，透過表格化整理，使讀者有再參考的價值，進而達到我的願望——人手一冊的防癌寶典，人人致富的祕笈，可以代代相傳的健康寶典。

因「與衆不同」而寫此書，所以特異之處在哪？我希望讀者在閱讀過後，不僅是癌症「知識量」的增加（這僅是「量變」），能進而達到，想再看一回，一回有一回的觸動，新的領悟、心得，豐沛生命力的灌溉，這是生命「能變」的奧妙，也正是「方法篇——開創癌癒十分奇蹟」的實質內涵。

在這個樂章中，我透過各種故事，來讓大家輕而易舉的開心，不但自己開懷，也了然用心關懷他人的可貴。IQ重要，EQ更爲可貴，具有不可限量的開創力。

生命的勇者，愈挫愈勇。最後一章我採用幾位鮮活的生命勇者，彩繪一幅幅，來自不同宗教信仰、職業、地位、年齡的動人畫作，他們雖然個個不同，卻有一個共通點就是「善待癌症」。

一幅幅、一位位都證明——腫瘤是身體的一部分，如同骨肉，就是寶貝；在任何一個情況下，都可以開創生命圓滿的痊癒奇蹟。對癌「嫉惡如仇」的生命態度，是無形的壓力，也是鑄下無法從癌症康復的導火線，終究會轉化成有形有相的腫瘤。

「案例示範篇」，不僅可以個人細細的玩味，也可以讀給病榻上罹患癌症的親友分享，因爲「善念」是眞正開啓康復的按鈕，藉由念一句「善待癌症」，本身就可以減少壓力，可以治療疾病，更可開創奇蹟。

因爲「**大慈無敵，大愛無怨，大悲無苦，大願無難**」，這十多年來，眞的「善待癌症」已成爲一句吉祥的祝福語，更是我能每每開創治療奇蹟的無上密咒。「善待癌症薩婆訶」。

contents

contents

contents

contents

contents

第Ⅰ部曲

防治癌症七分把握

——癌的物質科學探討（理論篇）

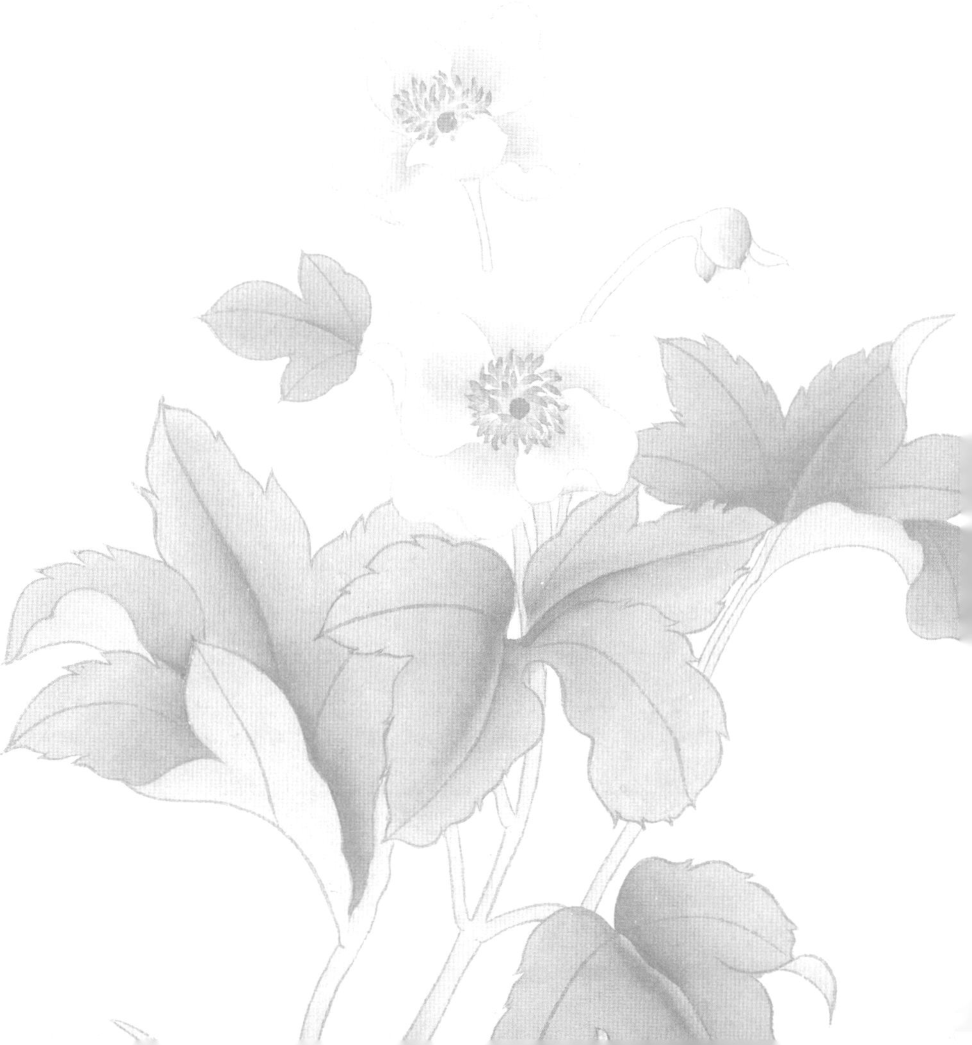

〈前言〉做好防癌基石

在剖析癌症科學研究的資料後，我們對癌的實情、原貌、本質，就會有更深入的認識；進一步，在深細、微妙的觀察中，就能找出突破癌症宿命悲觀的最佳方法，因此發現到——原來「防癌」的落實，可以藉著「蔬果飲食的革命」「生活方式的改變」做到。這才是眞正合理的癌症防治方式，也是二十一世紀全人類的曙光。

首先，我們從生物學的細胞基本單位出發，了解癌細胞是如何形成的、癌症又是什麼，以及癌化的過程和它潛伏的時間與數量。

同時，我們進一步說明，早期發現癌症不等於防癌的觀念；因爲防癌應從半路攔截，中斷腫瘤的新生血管，截斷它的營養補給線。所以，要在腫瘤組織零點一公分大小前，就做好「防治」的工作。

從癌化的過程中，我們發現，其實癌細胞是受到很多致癌物質的影響，所以，認識致癌因素，就顯得格外重要。

我們也必須自我覺知與熟識各種癌症的危險因子，明瞭各種癌症早期症狀的重要性。這些都是自我檢查的重要指標與根據，也是大家平時都應具備的健康保健常識。唯有透過自我覺悟、自我覺醒、自我覺察，才是眞正落實防癌的最佳之道。

至於，更深入明瞭各種癌症的「高危險性因素」，盡早認識癌症高發生率的危機與陷阱區域，才是免除重蹈罹癌的方法。

「蔬果防癌全民覺醒」的章節內容，抽絲剝繭的釐清了癌症與飲食的密切關聯性。由此可知，正確的飲食調配，是奠定防癌的基石。

另外，從流行病學資料的大量蒐集、分析，以及在實驗室中理論機制的鑽研，揭示了「蔬果防癌」「低脂高纖防癌」的必然性與迫切性。

而減少致癌物的暴露與接觸，認識無形電波的危機等，也是屬於防癌理性認知的探討部分。對於眞理的探鑽，理路愈透，愈好上路。

你的名字爲什麼叫做癌？

感恩的心

這是大約三十八年前的往事。在我九歲左右，當時我的母親罹患鼻咽癌，已接受放射電療，她整個人陷入一種鬱悶、沈靜的情緒中。每當放學回家前，我就會到台大醫院精神科病房探望母親。記得父親還不時對我們提醒，這全是杜詩綿教授（多年後也因肝癌過世）的特別安排與好意，才能在此處療養。

我當時心中非常納悶，因爲，當時媽媽也看不出有什麼不對勁，爲何要她一個人住在「精神科」療養呢？

爾後我自己從事臨床醫療工作，進而逐步轉入「全人」的醫療服務後，把記憶中的許多故事貫串起來，愕然感受到癌症病人，不論在何時，他的精神、心理狀況，比起一般人是更加的複雜、敏感、變化多端。

雖然台灣在最近的十年內，臨終關懷才漸受重視且蓬勃發展，而當年母親的暫住精神科，也已成爲現今癌末臨終關懷的濫觴。

我們何其有幸，在人生短短的歲月中，逢遇許多的恩人、老師，他們都以不同的方式，來啓發、教導我。

因爲生命可貴，擁有人身更是彌足珍貴。我要以我所承受的恩寵與學習，用更有效率、更覺知的方式，來協助痛苦中的病患、家屬，以及分享給目前仍屬身體健康的朋友，另一種離苦得樂安身定心的方法。

以下將癌症的物質觀，分幾個段落做說明，先從癌症的命名開始。

癌症新生血管與蟹腳

遠在西元前四百年，希臘的神醫希波格拉底（Hippocrates），就曾描述過某些乳癌向外伸展、扭曲的血管。

他說，癌症所增生出來的血管，就好似螃蟹的腳般，因此，把這類病症命名爲「Karkinoma」（希臘文癌症之意）；後來，這個字又演變爲拉丁文的「Cancer」（指癌症），與十二星座中的巨蟹座同名，更是直截了當的表達出癌症新生血管與蟹腳形似的這個古老比喻。

雖然，希波格拉底很早就對癌症的特質，把握得那麼精微，但直到現今，子子孫孫歷經漫長的二十四個世紀，才逐漸了解惡性腫瘤的少許特質；而這些研究，可說僅是廣大癌症待解滄海之一粟而已！

目前，就癌症實際研究的歷史來說，已歷經百餘年的探索，例如臨床上的肉眼觀察；或經驗豐富的病理學家，發現顯微鏡底下細胞各層次的行爲與型態學上的變化；甚至從分子層面，做更深微的研究，看到突變的基因，以及由此產生的蛋白質變異等。不論如何，癌症的治療之路，結合相當多的人力與物力的研究心血。

本書第一部曲的主要內容，就是由深觀、微觀的細胞研究中，探討癌的本質，提供讀者癌症「物質科學」的剖析，把形成癌症的理論基礎，做一清楚的說明。

第二部曲主要是由廣觀、圓觀中，分析癌症的另一面向；這個部分是屬於癌症「心識科學」的探究。

希望藉由這兩大部分深、細、廣、圓的探討，能更加清晰的描述出癌症的本質、認識癌症的實相，而不至於太走樣；也希望，在不久的將來，我們能漸漸免於對癌症瞎子摸象的煩惱，擁有全然的了解。

一個人的身上含有多少細胞？

早在西元一六六五年，羅勃．虎克（Robert Hooke）就在顯微鏡裡，觀察到軟木塞中有一個個小窗子的排列，他發現某種排列的組合，這是「細胞」（cell）被發現的開端。

但「細胞」要變成為「生物單位」的理論，卻是遠在一八三七年後，才正式的確定下來。

三年之後（一八四〇年），德國的病理學家魯道夫．菲可（Rudoff Virchow），又提出哺乳類動物身上所有的細胞，都是由一個最原始的細胞

——受精卵（zygote）發展、形成的概念。

倘若從前面的敘述，我們是否可以想像一下，一個成年人的身上，到底會含有多少個細胞？

約略計算的話，應該有六十兆個（等於6×10^{13}）之多。這也意味著，一個受精卵，必須歷經四十五個子代（2^{45}）的細胞分裂，才會形成成熟的個體。

正常細胞惡化的歷程

那麼，進一步看，癌細胞是如何形成的呢？它的本質是什麼？

癌細胞最初乃是由正常細胞蛻變而成的。它成形的關鍵點，就在於細胞內「基因」的改變。當正常細胞受到「致癌物」的影響，在一～二天內，就會轉變成「癌初始細胞」（initiated cell）；接著，要經過十年以上的催化作用（promotion），才會發展成爲癌前期細胞（pre-neoplastic cell）；然後，還要經過幾年的進行（progression），才會成爲「癌細胞」

正常細胞癌化的過程

前致癌因子（precarcinogen）

↓

經細胞內代謝活化成致癌物質，影響正常細胞基因

↓ 約一～二天（initiation）

癌初始細胞 （initiated cell）

↓ 催化期約十年（promotion）

癌前期細胞（pre-neoplastic cell）

↓ 進行期約數年（progression）

癌細胞（neoplastic cell）

（cancer cell, neoplastic cell）（請參考上面的流程圖：正常細胞癌化的過程）。所以，癌細胞不是一朝一夕發展而成的，它是要經過數十年，慢慢的演化、形成的。

那麼，癌症又是什麼呢？

癌症其實是由一團過度繁殖的失序細胞群（所謂的癌細胞聚落），不依循正常生長規律，逐漸發展的一種成熟的、可以被察覺的腫塊。它會進而壓迫周圍的組織，造成各種臨床上的症狀。譬如，腦瘤壓迫腦組織形成的頭痛；肝癌腫瘤逐漸成長，帶來的消化不良；大腸組織

阻塞，導致排便習慣改變等。

事實上，每一個人的體內，或多或少都存在著癌的初始細胞、癌前期細胞及癌細胞，只是我們沒有察覺而已。一般人，都是在產生各種症狀的時候，才會發出癌症的警覺。

一公分與十公分的癌有多重？

然而，更進一步說明，到底癌細胞被診斷出來時有多大呢？通常被證實時，最小範圍約一公分左右，此時癌細胞的數目，約略爲10^9個。一公分大小的腫瘤，大約已分裂至三十個子代。若癌細胞發展到四十個子代時，腫瘤的總數量就會高達10^{12}，大小已超過十公分、重量也已到達一公斤以上，這個時候人體裡，若存在著這樣一個巨大的腫瘤，就已瀕臨到死亡的界線。

據文獻研究指出，從顯微的結構中發現，癌細胞若成長到10^7個，其大小約爲○點二公分，此刻，已經分裂至二十二個子代；同時，也是誘發新生血管的時機。

這時新生血管會深植入腫瘤組織內，因此，腫瘤就會藉新生血管吸收養分，並轉移到全身。這個過程叫做「微小轉移」（micrometastasis）。可惜的是，現今所有的臨床診斷上，尚無法立刻發現這麼小的組織體。

所以10^7（約〇點二公分左右）個細胞，可說是癌細胞不斷分裂下的一個重要臨界關卡。這時，除非有新生血管植入癌的腫瘤內，否則癌組織就無法獲得足夠的養分、無法快速繼續成長，甚至會萎縮掉。

但細胞內若有了新生的血管，它就可以自給自足，而且能藉血液移轉到他處，如虎添翼般加速癌化的過程。

腫瘤大小、重量、細胞數量及分裂子代分析表

						成人細胞
細胞數量	10^3	10^6	10^7	10^9	10^{12}	6×10^{13}
腫瘤重量				1公克	1公斤	
腫瘤大小		0.1公分	0.2公分	1公分	10公分	
分裂子代	10代	20代 （防癌期）	22代 （轉捩期）	30代 （診斷期）	40代 （瀕死期）	45代

因此，「防癌」最重要的就是，如何預防癌細胞——使它不要生長、超過10^6（〇點一公分大小）個。

換句話說，防癌並非僅把目標，放在發現一公分左右的腫瘤上。因爲，此刻的癌細胞已轉移至他處，早就失去防癌的眞正目的。

不可不知的防癌警界線

經由以上的認知，相信此刻，對於「早期」防癌的意義，必然具有更清晰的了解。不過，目前除了少數的幾種癌之外，大多數的癌細胞，都必須成長到10^9（一公分大小）個，才有辦法檢測、診斷出來。其實，此時再做治療，爲時已晚。因爲，從癌症的發展、生長史來看，三十個子代，才能被診斷出來；到四十個子代時，人就已經瀕臨死亡，在癌的發展上，已走了四分之三的路程。所以，這時再開始做診治，就會比較艱辛。

我要再次強調，眞正防癌最好的時機，應是在半途（半程二分之一）或更早期就該開始起步。經由這段說明，相信我們也就更能確實、明白的掌握防癌的安全界線。

你知道什麼叫防癌七分把握？

根據目前的醫學研究，較明確的「致癌因素」評估，可詳見左圖。由表中發現，許多致癌因子是可以預防的。如：

①改變飲食。

②戒除抽菸、喝酒的習慣。

如此，就能輕易的減少七〇%以上的癌症死亡率。所以，何樂而不爲呢？

特定的癌症與飲食不當、抽菸、喝酒、慢性發

致癌因素重要性評估（美國）

因素	所有癌症死亡百分比
菸草	30
酒	3
飲食	35
食品添加物	小於1
性行為與生殖行為	7
職業	4
污染	2
工業產品	小於1
藥物與醫療過程	1
地球物理因子	3
疾病感染	10
未知	?

炎、感染、荷爾蒙等都有關聯，且被證實其中有特定的高危險性因子存在。譬如，肝臟與B型肝炎和黃麴毒素，有直接的關係；白血病與X光有密切的關係。從下表所列，可以得知。

由於七〇～七五％的癌症來自於飲食與生活的失調，然而許多的習慣，又都是我們從小養成的，因此，若要從飲食與生活中防癌，就應該從小開始做起。愈早培養，愈有力量。

可能引發人類癌症的環境物質或因子

媒介物	腫瘤的目標器官
黃麴毒素（花生上的黃麴菌）	肝
酒精	咽、喉、食道、肝、（乳房）
石棉	肺的胸膜
X光	骨髓（白血病）
陽光（紫外線）	皮膚
苯胺染料	膀胱
口嚼的菸草、檳榔	口腔
香菸的煙	口腔、肺、膀胱、食道、胰
B型肝炎病毒	肝
人類T細胞白血病病毒	胸腺——脾（白血病）
埃潑斯坦——巴爾病毒	骨髓（淋巴瘤）、鼻咽部
人類乳頭狀瘤病毒	子宮頸

各種癌症的危險因子（BMJ.1994;309:450）

位置	已證實的 主要危險因子	已證實的 次要危險因子	尚待證實的 危險因子
肺癌	抽菸	放射性氡氣、石棉、砷、多環狀碳氫化合物	少攝取 黃綠色蔬果
大直腸癌	—	大腸瘜肉	高油脂及肉類併低澱粉及低纖維蔬果飲食
乳癌	早初經、晚停經及晚生頭胎	停經後肥胖	高脂食物 及荷爾蒙
前列腺癌	黑人	—	高脂食物 及內在荷爾蒙
胃癌	胃幽門桿菌、少吃青菜水果、低社會經濟階層者	抽菸 及A型血型者	多食高鹽及醃漬類食物
食道癌	喝酒、抽菸	—	喝溫度很高的熱飲及少吃蔬果
卵巢癌	初經早、停經晚、生子少，服某類避孕藥則有保護作用	—	—
子宮頸癌	人類乳突瘤病毒感染、性伴侶多、社會經濟階層低者	生孩子多	抽菸、 陰部不衛生
皮膚 黑色素癌	白種人、黑痣、太陽光及紫外線的照射	色素	曬傷
皮膚癌	太陽光及紫外線照射、白種人	砷、環狀碳氫化合物、色素	—
子宮 內膜癌	初經早、停經晚、生子少、肥胖，外來的女性荷爾蒙（綜合型避孕藥則有保護作用）	—	—
睪丸癌	白種人	無法下降到陰囊的睪丸	—

防癌的黃金時間

青少年及孩童期的飲食習慣，是防癌及遠離慢性病的重大關鍵。在這裡提出以下幾點，讓我們從小就培養防癌的好習慣：

①體重不能過重。

②少吃油炸、脂肪含量過高的食物。

③不能偏食。

④不能攝取過多的蛋白質（過量會造成成長速度太快、體重過重、荷爾蒙不均衡）。

⑤碳水化合物、脂肪、蛋白質最適當的比重，分別是五〇～五五％：二五～三〇％：十五～二〇％。

⑥減少攝取燒烤、煙燻、鹽醃及添加防腐劑的食物。

⑦養成多吃新鮮蔬果、生菜沙拉的習慣。

⑧從小養成運動的好習慣、不抽菸、不喝酒、不嚼檳榔、作息正常、適量工作、不熬夜。

羅馬非一日造成，癌細胞呢？

所以，癌症不是一朝一夕突發的。由下表中，引述現代醫學專家說明的致癌成因及過程。

前面曾提及，癌細胞的形成，是因爲正常細胞的基因改變所蛻變而成的一種失序細胞。就目前所知，有兩種基因與癌細胞的構成有關：

①致癌基因（oncogene）

②抑癌基因（suppressor gene）

換句話說，癌之所以形成，往往由於數種的致癌基因被活化，或數種的抑癌基因功能喪失、累積而成的。

多重步驟的癌化過程

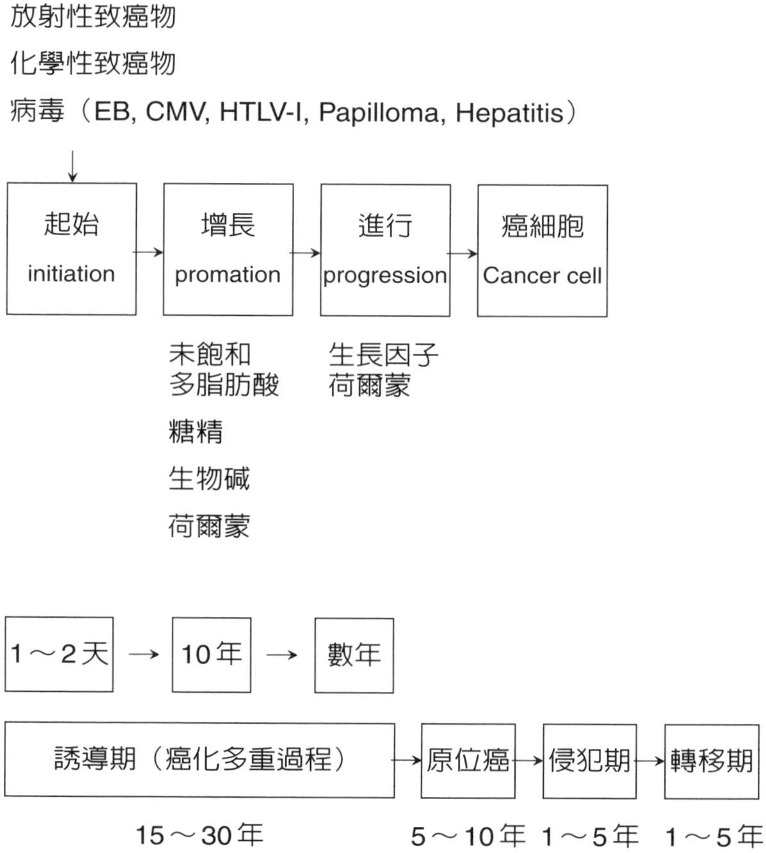
放射性致癌物
化學性致癌物
病毒（EB, CMV, HTLV-I, Papilloma, Hepatitis）
起始
initiation
增長
promation
進行
progression
癌細胞
Cancer cell
未飽和
多脂肪酸
糖精
生物碱
荷爾蒙
生長因子
荷爾蒙
1～2天
10年
數年
誘導期（癌化多重過程）
原位癌
侵犯期
轉移期
15～30年
5～10年
1～5年
1～5年

單純性的致癌基因活化，與血液腫瘤較有關係，如血癌、淋巴瘤等。其他大多數腫瘤都和抑癌基因的缺失有關，如肺、乳、肝、大腸直腸、腦、膀胱癌等。就下圖所示，正常的細胞，受致癌物的影響，會導致基因的系列性改變，它必須在長期逐步的累積下，才會形成癌病變。現以大腸、直腸癌的形成爲例子，用圖表加以說明一連串改變的情形。

也就是說，大腸、直腸癌形成的過程，主要是由正常黏膜，經一系列

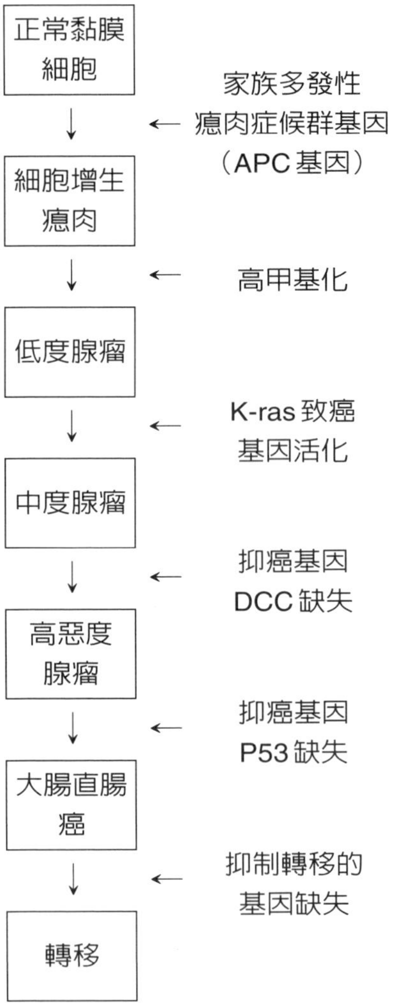

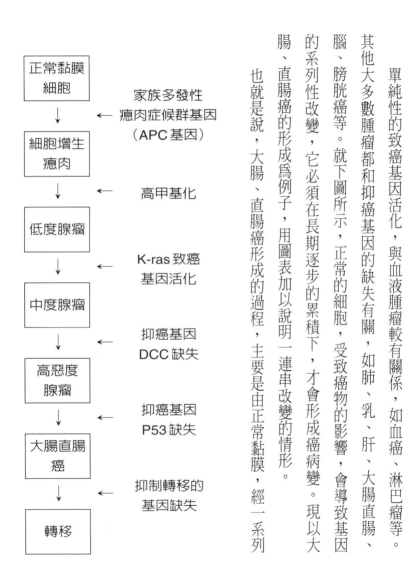

致癌及抑癌基因的變化、累積而成的。

為何會有那麼多種類的癌症？

由於身體內，每一種型態的組織，都可形成癌症，一旦它形成後，就會利用原組織來進行命名與分類，所以，會發展出這麼多種不同類型的癌症。如下表所示，人體中有四個主要的細胞分類——上皮細胞、結締組織細胞、造血細胞和神經細胞。

為什麼九成以上的癌症，都來自上皮細胞？

就目前所知，九〇%以上的癌症，均是由上皮細胞所生成的，所以，是不是上皮細胞最容易失控呢？據專家研究指出，上皮細胞因爲生長的位置暴露於外的關係，很容易與許多致癌物直接接觸，特別容易致癌。

若從癌細胞的發展層次而言，如局限於表皮的，就叫做「原位癌」；若突破表層、深入組織的，則稱爲「侵襲癌」。

人體中四個主要的細胞分類

細胞類型	組織	衍生的腫瘤
上皮細胞	胸（乳腺）、肺、胃、肝、子宮、結腸、皮膚、口、膀胱、子宮頸	腺體上皮惡性腫瘤（由分泌組織而來）鱗狀上皮惡性腫瘤（由器官保護層而來）
結締組織細胞	軟骨、骨骼、肌肉、血管	軟骨肉瘤、骨肉瘤橫紋肌肉瘤、血管肉瘤
造血細胞	骨髓、脾	淋巴瘤、骨髓瘤、紅血球母細胞血癌、淋巴性及骨髓性白血病、神經母細胞瘤
神經細胞	周邊神經系統（脊髓神經結、腎上腺皮質）、中樞神經系統（尤其是腦）	神經膠質瘤、星狀細胞瘤、神經管胚細胞瘤、神經瘤、許旺氏細胞瘤

癌症的預後，取決於侵犯的深或淺

當發現癌症處於「原位癌」時，基本上是可以痊癒的。隨著侵犯的深度，預後就會愈來愈不理想。如左表所指示，以結腸癌來舉例說明，腫瘤

結腸癌的轉移與預後狀況

惡性腫瘤的狀態	診斷五年後的病患存活百分比
局限於腸道的黏膜層。	100
進入黏膜層下的肌肉層，但尚未穿透肌肉，且未侵入淋巴結內。	66
穿透肌肉層，但附近淋巴結未出現癌細胞。	53.9
已穿透肌肉層，且更深入其他部位，附近淋巴結偶爾發現癌細胞。	42.8
穿透狀態同上，附近許多淋巴結發現癌細胞。	22.4
穿透狀態同上，已轉移到較遠的肝、肺、骨骼、腹膜及腦部（且可能按此順序轉移）。	4

愈侵犯深層，或轉移他處，它的死亡率就會愈高。因此可知，早期發現是非常重要的。

自覺自察是早期發現癌症的必備條件

癌症的篩檢，通常是在沒有症狀時，就藉著定期健康檢查來早期發現與治療的。若我們處於高危險群，即使沒有任何症狀出現前，也要每年定期做癌症的篩檢和健康檢查。

然而，有些癌症是沒有辦法早期發現的，如血癌、淋巴癌、腦癌、腹部腫瘤等。所以，就整體而言，預防癌症的發生，比早期發現更爲重要。

平日如果建立這樣的醫學健康知識和訊息，許多的癌症，不是醫生等醫療人員替我們發現，而是我們自己可以覺察的。

什麼是癌化的潛在危險及癌前症狀？

①嚼檳榔的人，口腔黏膜出現白斑或乳突瘤（Papilloma）。

②重度抽菸者，氣管黏膜出現變異細胞（Metaplasia）。
③大腸瘜肉切片，證實爲腺瘤（Adenoma）。
④子宮頸抹片及切片，證實爲上皮贅生（CIN）。
⑤骨髓有再生不良（MDS）症候群。
⑥乳房腺瘤切片，證實有增生及變異的細胞。
⑦食道炎切片，證實細胞分化不良（Dysplasia）。
⑧萎縮性胃炎切片，有腸上皮變異（Intestinal Metaplasia）。
⑨咽喉多發性瘜肉（乳突瘤）。
⑩肝硬化併肝內結節變化。
⑪長期性結石（膽囊、膽管、腎臟及膀胱）。
⑫皮膚局部粗糙或顏色加深、潰瘍不癒。
⑬痣變大、變形、顏色改變、邊緣不整齊及潰瘍。

這時，當身體出現某些症狀或不正常現象時，應當提高警覺，可能意味著某些癌症的存在。請參考左邊非常重要的「各類癌症的早期症狀」一圖。

各類癌症的早期症狀

- 腦癌：頭暈、複視、視野縮小、頭痛。
- 鼻咽癌：頭部淋巴結腫、流鼻血、聽力下降、複視。
- 肺癌：咳血、胸痛、淋巴結腫。
- 乳癌：乳房或腋窩結節、乳房皮膚顏色改變、濕疹、乳頭分泌物。
- 胃癌：胃潰瘍不易痊癒、腹脹痛、體重減輕。
- 肝癌：腹脹、食欲不好、體重減輕。
- 大腸、直腸癌：大便習慣改變、大便細條、暗紅血便、大便潛血反應、體重減輕。
- 腎泌尿系統癌：血尿、腰腹痛、顯微性血尿。
- 子宮頸癌：性交後陰道出血、不正常陰道分泌物。
- 子宮內膜癌：不正常的陰道出血及分泌物。
- 皮膚癌：皮膚結節或痣顏色改變，變為不規則狀、有經久不癒的潰瘍。

同時，這裡也標列出各種癌症可能的高危險性因素（詳見四十四頁）。我們可藉這些自我檢視的方法，來看看自己是否屬於高危險群。譬如，萎縮性的胃炎，加上惡性貧血，或是胃有腺瘤瘜肉，以及做胃的切除術後等，都表示爲產生胃癌的高危險群。

遺傳性癌症的特徵

此外，遺傳、家族與癌症的相關性又是如何？

①通常家族性遺傳的癌症，約占所有癌症的五～一〇％。

②遺傳相關基因已陸續被發現，如乳癌或卵巢癌的相關基因爲**BRCA-1**及**BRCA-2**。

③家族性大腸瘜肉症與大腸癌，爲什麼有那麼高的發生率，與APC基因缺失有關。

④抑癌基因**P53**缺失，會引起家族性各種不同的癌症，如乳癌、腦癌、骨癌與惡性肉瘤。

各種癌症可能的高危險性因素

癌症排名	高危險因素
子宮頸癌	子宮頸抹片細胞為第3型變異以上、及有人類乳突病毒感染（第16或第18型）、多性交伴侶。
乳癌	有家族史、過度肥胖、晚婚、有乳癌基因BRCA-1或BRCA-2。
大腸直腸癌	飲食中脂肪攝取過多、有家族性多發性瘜肉症家族病史。
肺癌	抽菸或吸二手菸、因職業而暴露於危險物質中，如石棉工廠。
肝癌	肝硬化、慢性肝炎、有家族病史、B型肝炎帶原者。
胃癌	萎縮性胃炎併腸上皮變異、惡性貧血、胃腺瘤性瘜肉、次全胃切除術後。
皮膚癌	皮膚狀況不好、暴露於陽光下、兒提時代曾有嚴重曬傷、有家族病史（例如有神經發育不全病症）；居住在嘉南沿海烏腳病流行地區、常暴露或沾染農藥。
卵巢癌	懷孕次數較少、有乳癌基因BRCA-1及BRCA-2。
腎及其他泌尿器官癌	抽菸、使用無煙性的菸草、喝酒、嚼檳榔。

⑤遺傳性癌症的家族特色

・罹患癌症年齡，比好發年齡，早十~十五年（例如四十歲前發生乳癌）。

・成對的器官內，出現成對的癌腫瘤。

・在同一代中，兩個或以上得到同一類型的腫瘤。

・接連三代中，都有同一類型的腫瘤發生。

雖然，家族性的遺傳只占所有癌症的五~一〇%，但是危險性非常的高，所以，大家應該要更加的提防和注意。

世界各地常見癌症的發生率

另外，不同的生活方式對罹患癌症的人，也具有相當的影響。這類研究，最早可追溯到西元一七〇〇年，義大利的伯納帝諾（Bernardino），發現修女群中癌症的發生率特別的高。

當時，他猜想修女之所以發生乳癌，是因為她們都過著節欲的生活，以及沒有生育的關係。

一八四四年，義大利的維隆納（Verona），在蒐集八十年的死亡紀錄中也發現：已婚婦女死於子宮癌者，為乳癌的兩倍；修女死於乳癌者，較子宮癌高出九倍；相對於一般婦女，修女得乳癌的比例高出了二十二倍。

科學家發現，癌症發生率的變數包括：地理位置的不同、人類的族群來源、飲食習慣、生活習慣、生活方式、職業、性別、年齡等，各種變數實在很多。從下表中，我們可以看到世界上最高與最低發生率之間的巨大差距。例如奈及利亞居民的結腸癌是美國的十分之一；莫三比克羅患肝癌，為挪威的七十倍；日本人得胃癌，為烏干達人的二十五倍。

台灣癌症地圖

那麼，再來看看台灣癌症的特徵又是什麼呢？

一、台灣重要癌症的危險因子，如下圖所列，其中口腔癌患者，多因

常見癌症發生率的變異分析

癌症類別	發生率最高的地區	75歲的發生率（百分比）	變異範圍	發生率最低的地區
		男性		
皮膚	昆士蘭	大於20	大於200	孟買（印度）
食道	伊朗東北	20	300	奈及利亞
肺	英國	11	35	奈及利亞
胃	日本	11	25	烏干達
肝	莫三比克	8	70	挪威
前列腺	美國（黑人）	7	30	日本
結腸	康乃狄克州（美國）	3	10	奈及利亞
口腔	印度	大於2	大於25	丹麥
直腸	丹麥	2	20	奈及利亞
膀胱	康乃狄克州（美國）	2	4	日本
鼻咽	新加坡（中國人）	2	2	英國
		女性		
子宮頸	哥倫比亞	10	15	以色列（猶太人）
乳房	康乃狄克州（美國）	7	15	烏干達
子宮	加州（美國）	3	30	日本
卵巢	丹麥	2	6	日本

嚼食檳榔所致，與檳榔有不可分割的關係。而這乃屬於東南亞、印度、南洋、台灣的一種特殊致病文化。

二、參見「台灣重要癌症高死亡率聚集圖」（又稱台灣癌症地圖）。

①北高都會區，

由於二手菸及密閉、通風不良的環境，肺

台灣重要癌症的危險因子

癌症部分	傳染病源	生活習慣	飲食習慣
口腔	—	抽菸、酗酒、嚼檳榔	—
鼻咽	Epstein-Barr 病毒	抽菸	醬製食品
胃	幽門螺旋桿菌	—	醃製食品、蔬菜及硒攝食偏低
肝	B及C型肝炎病毒	抽菸、酗酒	黃麴毒素污染食品、醬製食品、菜及硒攝食偏低
肺	—	抽菸	蔬菜攝食偏低
子宮頸	人類乳突病毒	抽菸	—
膀胱		抽菸	—

癌常成爲主要的健康殺手。

②過去好發於客家族群的癌症，如鼻咽癌，近年來轉移到花蓮原住民的地區。

③花東山地區域，女性因嚼食檳榔、喝酒、抽菸的緣故，口腔癌的死亡率較他處爲高。

④山地鄉民，因蔬果攝取較少，加上成年人九成以上，曾感染過幽門桿菌，故胃癌的死亡率偏高。

⑤彰化、雲林沿海、澎湖地區，肝癌的死亡率偏高。這與環境污染、飲食偏差、蔬果攝取不足有關係。

⑥地域性明顯區，因西南沿海，含砷量高、多烏腳病，如台南的北門、學甲；嘉義的布袋、義竹等；這些地區同時也是肝、肺、皮膚、攝護腺、膀胱與腎臟癌死亡率特別偏高的地方。

台灣癌症地圖

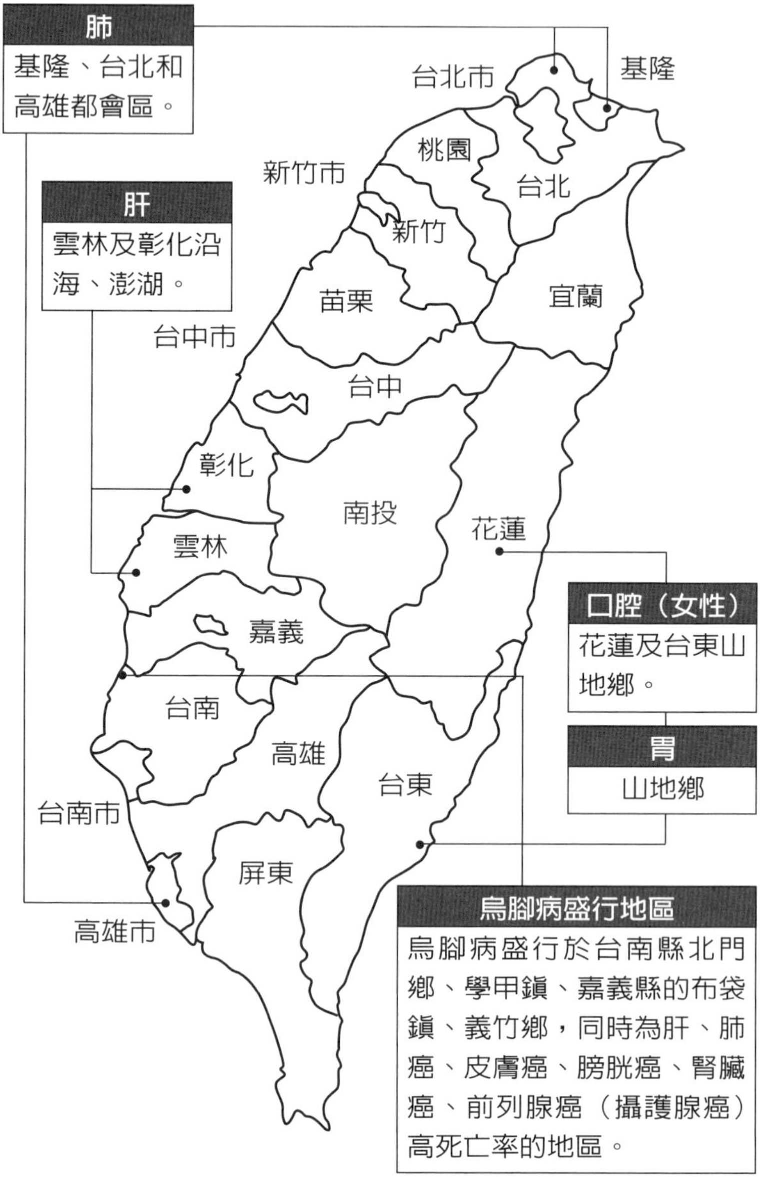
肺
基隆、台北和高雄都會區。
肝
雲林及彰化沿海、澎湖。
台北市
基隆
桃園
新竹市
台北
新竹
苗栗
宜蘭
台中市
台中
彰化
南投
花蓮
雲林
口腔（女性）
花蓮及台東山地鄉。
嘉義
胃
山地鄉
台南
高雄
台東
台南市
屏東
高雄市
烏腳病盛行地區
烏腳病盛行於台南縣北門鄉、學甲鎮、嘉義縣的布袋鎮、義竹鄉，同時為肝、肺癌、皮膚癌、膀胱癌、腎臟癌、前列腺癌（攝護腺癌）高死亡率的地區。

台灣癌症實況報導

①每年癌症奪走台灣同胞三萬多人的性命，男與女的比例分別是二比一。

②在台灣，每年就新增三萬五千名以上的癌症病患，平均每十二分鐘，有一人罹患癌症。平均每四個人，終其一生會有一人罹患癌症。這個發生率仍在逐年增加當中。

③台灣每年用於癌症的醫療費用，已突破一百億新台幣。若罹患癌症五年的存活率，以三〇%計算，尚有一半以上繼續接受治療，那麼，每年就累積約有七萬多個癌症病患正在治療，每人每年的平均費用約爲十四萬新台幣。

④台灣男性與女性，主要癌症的死亡年齡，隨著年齡的增加而上升，但男性口腔癌、鼻咽癌，以及女性的乳癌除外。

⑤男性在五十歲以前，最常見的三大癌症，分別爲肝、口腔、肺癌；

六十歲以後，最常見的三大癌症，分別為肺、肝、胃、大腸癌。

⑥女性在五十歲以前，最常見的三大癌症，分別為乳、肺、子宮頸癌；六十歲以後，最常見的三大癌症，分別為肺、肝、大腸、胃與子宮頸癌。

⑦在台灣，男性口腔癌及女性的乳癌，都有呈現雙高峰的年齡曲線分布。男性肝癌在六十～八十歲間，呈現高原的分布。口腔、鼻咽癌在五十五～五十九歲則呈現高峰區；其餘癌症的高峰，平均在七十歲以後。

⑧女性的子宮頸癌，在六十～六十四歲呈現高峰區；乳癌的雙高峰分布在四十五～四十九歲與三十五～三十九歲。這是一個非常特殊的現象。

⑨從二十年來，台灣男、女性的長期癌症死亡率趨勢分析中，發現男性與女性的肝、肺、大腸、胰臟、非霍杰金氏淋巴瘤的死亡率，均有呈現上升的情形。

⑩男性的口腔、攝護腺及女性的乳癌死亡率，有日增的現象。而男、女性的胃癌，以及女性的子宮頸癌、男性的食道、鼻咽癌，均有呈現下降的趨勢。

⑪現代女性因飲食文化西化，常食用高油脂、高熱量的食物，再加上晚婚、晚生育，生育的子女少、哺乳少，都是導致女性乳癌增加的趨勢。

⑫此外，歐美男女性癌症發生的比率是三點五比一，台灣則是二比一，顯示台灣女性罹患癌症的比例偏高。特別是婦女的乳癌，在四十歲以下的高發生率已趕上歐美，這與年輕女性的月經提早（初經提早），以及飲食習慣改變，有莫大的關聯性，同時，也意味著動物性脂肪攝取較多的人，易罹患乳癌。

⑬胃癌罹患率最高的地區是馬祖，與當地居民多喜歡吃醃漬類的食物有關。所以如何教導當地人民降低鹽的使用量，也是防癌的要素。

⑭另外，全台醫療院所設立的癌症病床約有一千五百床，占全部床數

的一%。但是，癌症專科醫師（含內科、放射科、腫瘤外科切除），則僅占全部醫療人力的三%。平均一位醫師，要照顧將近至少一百五十位的癌症病患；癌症是屬於群策群力的整體醫療方式，這種僧多粥少的醫療環境，實在令人感到憂心與無力。

總之，防癌教育的大力推廣與從小落實，實爲改善全民聞癌色變、減輕沉重醫療支出、保障優質人性生活的好方法。這些是人人都應擔負的職責，也是癌症突出困境、重圍的最佳策略。

現行癌症治療大觀

依目前治療癌症的情況，可以區分成如下五類：

一、可痊癒的癌症

①小孩的癌症，一般治癒率較成年人好，如ALL急性淋巴球白血病、非霍杰金氏淋巴瘤、Wilms氏腫瘤、Ewings氏腫瘤、視網膜

母細胞瘤、橫紋肌惡性肉瘤等，一般來說約有五〇％以上的療效。

②成人的霍杰金氏淋巴瘤、某些中度惡性淋巴瘤，也有五〇％以上的療效。

③男性的睪丸癌，約有七五％的痊癒率。

④女性的絨毛膜癌，有九〇％以上的治癒率。

⑤其他如白血病、卵巢癌有十五～二〇％的治癒率。

二、可增加存活率的癌症

①小孩的神經母細胞瘤。

②成人的中、高度非霍杰金氏惡性淋巴瘤、小細胞肺癌、乳癌及骨頭惡性肉瘤。

三、暫時性控制腫瘤生長的癌症

①低、中度惡性淋巴瘤、慢性白血病、多發性骨髓瘤、攝護腺癌及內

分泌腺癌。

四、有時有效、有時可增加生存率，但常因治療的副作用強，而不易完成

①軟組織惡性肉瘤。

②非小細胞肺瘤。

③尿道膀胱過度型癌。

④惡性黑色素瘤（已有皮膚及淋巴腺轉移）。

五、無法有效治療的癌症

①惡性黑色素瘤（有其他器官轉移）。

②胰臟腺癌。

③肝癌。

④腎臟癌。

蔬果防癌是全民覺醒的開始

美國人防治癌症成功的重大祕密

所謂防癌、癌症患者正確的飲食方法，應包括生活習慣的改變與食物的調配兩大方面，這是截至目前爲止，中外一致公認、在預防癌症以及改善癌症體質中，最有效率的方法。

在全世界，每年約有一千萬以上的人罹患癌症。從一九九二年開始，全美就推動了一項飲食防癌的運動計畫，也就是「每日五蔬果的運動」（5 a Day Campaign）——這個活動的內容是，大家每天必須攝取五份新鮮的蔬菜、水果，徹底改變美國人大量攝取肉食、乳食的習慣。

經過十年的努力之後，結果，美國的癌症發生率與死亡率，開始呈現下降的趨勢。每年幾乎以〇點五～〇點七%的比率在下降著。這個結果令人感到非常欣慰。

尤其，從一九七〇～九〇年間，是女性肺癌死亡率逐年攀升的時期；一九九五年後，才開始呈現逐年緩減、下降的趨勢。

這種明顯的下降幅度，除了戒菸運動推廣有成外，改變飲食的觀念，也是功不可沒。

反觀台灣癌症的發生率與死亡率，不但尚未減少，且有逐年增加的趨勢；尤其女性的肺癌，竟高居死亡率的第一位。因此可知，全民飲食改革的覺醒，實在已屆勢在必行的階段。

若說二十世紀，人類醫學史的革命，是因爲維生素的發現——這些微量營養成分的存在價值，克服許多頑固慢性病的發生。那麼，二十一世紀，人類的健康醫療改革，應當就是「蔬果革命」了。

何以如此說呢？因爲，當癌症的傳統治療法，如開刀切除、化療及放射線電療，在執行五十年後，幾乎已走入泥濘、瓶頸，無法再提昇或改善癌症的命運時，卻讓許多科學家，發現「植物性來源」的食物，所含藏防癌有效成分的重大祕密。

這個發現，眞是柳暗花明又一村，也算爲防癌的漫長里程，開拓出另一條坦途，更稱得上是二十一世紀人類醫療的大改革。

食物中致癌的關鍵

植物性化學成分，能成爲防癌、治癌的重要角色，是近十多年來生物醫學研究所累積的心得。

在此，先藉由流行病學的實際研究證據，說明增加蔬果的攝取，絕對是降低癌症發生的好方法。

再從蔬果對抑制癌症成長的醫學理論中，強化蔬果防癌的信念。最後是就如何著手、實際執行的部分做一探討。

首先，由流行病學的調查、分析研究中，我們可觀察出增加蔬果、纖維素、減少動物性油脂、蛋白質的攝取等飲食習慣後，對罹患癌症以及死亡率，會有很深遠的影響。

從世界衛生組織（WHO）所做流行病學調查分析——「食物中致癌的成分」（下表）中，可發現下面四個事實：

①如果食物中脂肪量的攝取增加，那麼肺癌、攝護腺癌、大腸直腸癌的罹患率也就會跟著升高。

②若體重增加，乳癌、子宮內膜癌的罹患率，也會隨之增加。甚至，體重增加的比例與乳癌相對的死亡率成正比。另

食物中致癌的成分（WHO）

癌症	增加脂肪攝取	增加體重	增加食物纖維	增加蔬果攝取
肺	可能上升	—	—	減少
乳房	—	上升	可能下降	—
前列腺	可能上升	—	—	—
子宮內膜	—	上升	—	—
子宮頸	—	—	—	減少
膀胱	—	—	—	減少
口腔	—	—	—	減少
食道	—	—	—	減少
胃	—	—	—	減少
大腸直腸	可能增加	—	可能減少	減少

外，體重愈重，死亡率也會跟著增高。

體重與乳癌的關係

相對體重比例（%）	相對死亡率
＜80	0.82
80～89	0.86
90～109（標準體重）	1.00
110～119	1.19
120～129	1.16
130～139	1.22
＞140	1.53

③相反的，食物中纖維素含量增加，乳癌、大腸直腸癌的發生率就會跟著下降。

④蔬果攝取量的增加，對於大多數的癌症，都具有減少發生率的效

果。如肺、子宮頸、膀胱、口腔、食道、胃與直腸等。

會導致癌症的飲食方法

由「增加癌症危險性的飲食法」分析表中，發現除了抽菸、喝酒、吃檳榔之外，肥胖、高熱量、高油脂，尤其飽和性以及動物性的油脂、高膽固醇、高量肉類（特別是紅肉），如蛋、高醣類，以及食物煮食太久、低纖維食物等的攝食習慣，都與肺癌、大腸癌、胰臟膽囊，以及女性的乳癌、卵巢癌、子宮內膜癌及男性的攝護腺癌有密切的關聯。

所以這裡呈現一個正面的含意：「保持適當的體重，不抽菸、不喝酒、不嚼食檳榔，避免攝取高油、高醣、高熱量、高膽固醇、低纖維、高動物性來源的肉、乳、蛋，才是防癌的重要選擇。」

增加癌症危險性的飲食法

增加危險率的證據	有明確證據	大概明確的	可能相關的
肺癌	吸菸		全脂肪含量、飽和性及動物脂肪、膽固醇、酒精
大腸直腸癌		紅肉、酒精	體重過重、飲食頻繁、醣類、全脂肪含量、飽和性及動物脂肪、貯存性肉類、蛋類、煮食過久的食物
胰臟癌		吸菸	高熱量飲食、膽固醇、肉類
膽囊癌			肥胖
乳癌	成長過快、過高	體重過重、酒精	全脂肪含量、飽和性及動物脂肪、肉類
卵巢癌			對全脂肪含量或飽和性動物脂肪及蛋類的攝取，目前相關性仍未確認。
子宮內膜癌	體重過重		飽和性及動物脂肪
攝護腺癌			全脂肪含量、飽和性及動物脂肪、肉類、牛奶和奶製品

蔬果與高纖防癌法

從一九九一～兩千年，美國在全國積極投入「5 a Day」的飲食運動後，於一九九六年，就發現了一個很令人快慰的事實：

蔬果攝取增加，確實能減少肺癌、口腔、鼻咽、上消化道癌症的罹患率。對於其他如男、女性生殖器的癌症，也有緩解的功效。而單獨增加蔬菜的攝取，確實可降低大腸、直腸癌的發生率。

進一步說，如果攝取的方式，是從低纖維，特別轉向高纖維食物，就能夠發現，當纖維含量增加時，對上、下消化道、泌尿道、內分泌及生殖道的癌症，有確定性、甚

蔬果與防癌

減少罹癌機率	蔬菜及水果	蔬菜
確實	口腔與咽、食道、肺、胃	大腸、直腸
很可能	喉、胰臟、乳房、膀胱	
可能	子宮頸、卵巢、子宮內膜、甲狀腺	肝、攝護腺、腎臟

高纖食物與防癌

	蔬菜及水果	蔬菜	莢豆類	全穀類
確實性	大腸直腸癌、口腔癌、咽喉癌、食道癌、肺癌及胃癌。	大腸直腸癌、攝護腺癌、肝癌、腎臟癌。		
很可能	喉癌、胰臟癌、乳癌、膀胱癌。			
可能	子宮頸癌、卵巢癌、子宮內膜癌、甲狀腺癌。	肝癌、攝護腺癌、腎臟癌。	乳癌、子宮內膜癌、卵巢癌、睪丸癌、腎臟癌、中樞神經癌。	胃癌、大腸直腸癌。
每日攝取量（WHO）	400克以上		15～30克	16～24克

至下降的可能性。所以，必須多吃蔬果、全穀、莢豆這類的食物。

然而，究竟哪一類的蔬果，對降低癌症的發生率，會發揮特定的功效？同時，我們可進一步參看下表。

①預防胃癌，必須多攝取生菜。

②肺癌、胃癌、鼻咽、口腔等上消化道、呼吸道癌症，必須多攝取深綠色的蔬菜。

③大腸、直腸癌及甲狀腺等疾病，必須多攝取十字花科

各類蔬果防癌的事實

	確實	很可能	可能
生菜	胃		
綠葉蔬菜	肺、胃	口腔、咽	食道、大腸、乳房
十字花科蔬菜		大腸、直腸 甲狀腺	
青蔥、蒜	胃	大腸	
蘿蔔		肺、胃、膀胱	口腔、直腸
番茄	胃		肺
柑橘類	胃		口腔、食道

的蔬菜。

④胃、大腸癌等，應多攝取有機硫類的蔬菜。

⑤上消化道的癌症，對於柑橘類的攝取量也不可少。

纖維素的仙履奇緣

纖維素在一九九一年前，被排斥在五大營養素之外，當做是沒有熱量、毫無營養價值的廢物。如今，卻發現它如同「環保堅兵」，具有淨化身體、排除廢物的特殊功能。它的作用詳述如後表：無論水溶性或非水溶性，在預防便祕、增加腸道有益細菌的生長、減少致癌物、降低膽固醇，以及緩和血糖上升等功能方面都非常的卓越。

它不僅成功的減少慢性病的發生，也降低癌症的罹患率。因此，從一九九一年後，特別把纖維素列入重要的營養素中，與蛋白質、油脂、醣類、維生素、礦物質，並列爲六大營養素。

膳食纖維的功能

類別	分類	食物來源	功用
水溶性	半纖維質、果膠、海藻膠。	蔬菜、水果、全穀類（糙米、燕麥）、豆類、蒟蒻、果凍。	吸收水分，刺激腸道蠕動，避免便祕的發生，降低癌症罹患率、血清膽固醇，延緩飯後血糖上升的速度。
非水溶性	纖維質、木質素、樹膠、黏膠質。	全穀類、蔬菜、豆類及根莖類。	吸收水分，使大便體積增加，稀釋致癌物質濃度、增加飽足感、預防便祕及腸憩室炎、降低癌症的罹患率。

食物中纖維素的作用

1. 增加糞便的分量及排便的次數。
2. 減少糞便在體內停留的時間。
3. 增進腸內有益細菌的生長，吸收腸內有機及無機的毒性分子。
4. 減少膽酸代謝成致癌物。

事實上，體內環保觀念的植入，也意味著健康的基礎，不是只求營養而已，更應該重視如何排毒、淨化。（參考拙著《這樣吃最健康》一三〇～一三一頁）

不及格的台灣飲食文化
——你的蔬果吃得夠嗎？

從台灣民眾飲食文化的調查與變遷中所做的省思，可以發現：

①幾乎有七〇%以上的台灣民眾，每日的水果攝取量僅有一或少於一份。相反的，有十一點四%的人，達到兩份以上的水果量。

②僅有三〇%的民眾，每天攝取三種

台灣民眾每天蔬果攝取狀況調查

每天蔬菜的攝取量	比率	每天水果攝取量	比率
幾乎不吃	0.6%	幾乎不吃	4.0%
一道或少於一道	18.0%	1份或少於1份	70.0%
1～2道	35.0%	1～2份	14.0%
2～3道	17.0%	2份以上	11.4%
3道以上	30.0%		

蔬菜，卻有五五％左右的民眾，每天攝取不到一～二種的蔬菜。

③從外食人口的比例發現，男性大約七成以上有一餐外食，六成以上兩餐外食。女性大約六成以上有一餐外食，五成以上兩餐外食。

從一九八二年起的台灣十大死因調查中發現，癌症已蟬連接近二十年的首位。流行病學的研究分析中說，台灣民眾食物攝取的營養成分結構比例，如下圖：

從這個分析、調查中，我們發現，台灣民眾的油脂類攝取量，有逐年持續升高的趨勢。醣類或碳水化合物，卻逐年的減少；

台灣民眾食物攝取的營養成分結構比例

	蛋白質	脂肪	醣類
1982年	10％	30％	60％
1989年	10％	40％	50％
1991年	10％	45％	45％
1995年	10％	50％	40％
理想比例	15％	25％	60％

由一比二的比率中（一九八二年）逆轉而為一比一點二、一比一點一、一點二比一……如果脂肪類的食物，再持續往上攀升，醣類等粗糙食物逐年減少，就意味著，高油脂、低纖維的飲食強勢文化的來臨；加以台灣五成以上外食人口的蔬果攝取，半數以上不是每天兩份的量，因此，大家若要從飲食中緩解癌症的發生率及致命率，可說緣木求魚、背道而馳。

神奇的蔬果抑制了癌細胞的生長

蔬果中有效的生物效應成分稱為「phytochemicals」。根據專家文獻的資料，可以明確量化它們特定的功效，以達到抑制癌細胞成長的作用。約略可剖析為下面七個功能：

①提昇人體免疫的功能：

植物中如菇類、黃耆、米糠等所含的多醣體，可增加NK（自然殺手）細胞T淋巴球、活化吞噬細胞、分泌TNF（腫瘤壞死因子）、產生白介素、干擾素，促進抗體的生成，以便抑制癌細胞的成長。

②**誘導癌細胞的良性分化：**

大豆、胡蘿蔔素等，能促使癌細胞改邪歸正、不再失序分裂成長。

③**抑制癌的新血管生成：**

綠茶中的兒茶素、大豆等，能中斷血管形成，阻斷營養補充，避免轉移與生長。

④**促進癌細胞的凋零：**

維他命A、大豆、兒茶素等，能抑制癌細胞的生長。

⑤**抗氧化（自由基）的作用：**

氧化或自由基等不安定的成分，會損害基因，產生突變。抗氧化物含藏於大豆、堅果及富含維他命A、C與E的深綠色、深黃色的蔬果中。

⑥**抑制細胞成長訊息的傳遞：**

癌細胞的成長，需要生長激素的傳遞、放大，藉以加速增長與分裂；若能抑制這個傳媒，就可以緩和癌化的速度。如含量豐富的葉酸類蔬果等，就有這個傳媒。

⑦植物類雌激素的拮抗作用：

具有減低或拮抗雄性、雌性激素對細胞的作用，因而會抑制與性荷爾蒙相關的癌細胞生長，如乳癌、攝護腺癌等。食物中大豆、五穀、雜糧及蔬果，都含有這種拮抗的作用。

其實同一種蔬果，因所含有的成分不同，所以具有多種的生物效應。有時同一種成分，也會具足不同的生物效應，可參考後表。

平日若能多樣、均衡性的攝取蔬果，我們就可結合不同的生物效應，藉著相輔相成的特性，達到更有效率抑制癌細胞成長的目標。

攝取大量的蔬果，會有飽足感，因為它們的熱量低，不會過度肥胖，所以可減低癌症的發生。這是因為，肥胖本身就是致癌的高危險因素，也是慢性病的元凶。

蔬果穀芽富含大量非澱粉性的醣類及大量的植物纖維，可減少糖尿病及大腸直腸癌症、腸道炎症的反應。水果中除了維他命、纖維素、礦物質

各類蔬果的防癌效應

生物效應	食品
提昇免疫功能	菇（蕈）類如：靈芝多醣、香菇多醣、冬菇素、米糠多醣、冬蟲夏草、黃耆多醣、薏仁、白鳳豆及含硒食品（註1）。
誘導細胞良性分化功能	胡蘿蔔素、大豆（黃豆）、冬蟲夏草、尿多酸肽、大蒜、番茄素。
抑制血管新生功能	大蒜、大豆、兒茶素、尿多酸肽。
促進細胞凋亡功能	葡萄（皮肉中的逆轉醇——resveratrol）、維他命A、人蔘、番茄素、大蒜、大豆、兒茶素、尿多酸肽。
抗氧化（自由基）功能	大蒜、葡萄、番茄素、兒茶素、深綠色及橙黃色的蔬果（含豐富維他命A、C、E）、堅果、小麥胚芽、大豆、胚芽油。
抑制細胞訊號傳遞功能	大蒜、大豆、兒茶素、番茄素及含豐富葉酸的蔬果（註2）。
植物類雌激素的拮抗	大豆、一般蔬菜、水果與五穀類。

（註1）含硒食品：玉米、小米、南瓜、大白菜、蘿蔔、韭菜、大蒜、奶製品、海洋植物。

（註2）含豐富葉酸的蔬果：菠菜、花椰菜、馬鈴薯、豌豆、番茄、椽類水果、香蕉、香瓜、顎梨。

外，還有豐富的生物活素（Biological Active Compound），會產生去毒（排毒）的酵素（Detoxification enzyme），可以減少致癌物對DNA基因的損害。蔬果中的Folate（葉酸鹽），是自然世界提供的甲基（Methyl），可減少DNA因缺乏甲基，造成染色體的缺損而致癌。

同時，蔬果含大量的抗氧化物，可減少自由基的製造，減少DNA的突變。

小兵立大功

此外，蔬果穀芽中，含有生物活性的微量化學成分(microconstituents)眞是小兵立大功，它包括以下七種成分：

①蔥蒜素（Allium Compound）：會針對胃癌降低死亡率。

②多酚素（Polyphenols）：茶葉含量多，可阻止肺癌及亞硝酸胺的致癌化。

③吲哚（Indoles）：如十字花科蔬菜，因增強氧化作用，抑制致癌物

所致的突變現象。最好能生食，加熱會破壞它的抗癌成分。

④植物皀素（Saponins）：如大豆、豆莢等。它能抑制癌細胞的分化，增強免疫功能，對於硝酸鹽等致癌物，也有抑制的功效。可與膽酸、膽固醇結合，有抗癌的作用。

⑤葡萄醣類（Glucosinolates）：若攝取較多的十字花科，就能針對動情激素的代謝物，阻止乳癌的生成。

小兵立大功的防癌成分

植物性食物中的化學成分	主要蔬果來源
硫化丙烯（Allyl Sulfides）	洋蔥、大蒜、韭菜。
吲哚（Indoles）	十字花科蔬菜（青花菜、包心菜、甘藍、花椰菜）。
酮類異黃（Isoflavones）	大豆類（豆腐、豆漿）。
異硫氰酸鹽（Isothiocyanates）	十字花科蔬菜。
酚酸（Phenolic Acids）	番茄、柑橘類水果、胡蘿蔔、全穀類、堅果。
多酚類（Polyphenols）	綠茶、葡萄、葡萄酒。
植物皀素（Saponins）	豆類及莢豆類。
菇類、松稀油（Terpenes）	櫻桃、柑橘類果皮。

⑥植物類脂醇（Plant steroid）：如麥胚脂醇，會減低化學藥物引起的腫瘤。又如蔬食者的小便中植物類脂醇含量較高、得癌機會較少，也爲可能的原因。

⑦類黃酮素（Flavonoid）：例如大豆類的製品等。它有增加細胞排出致癌物的功能、抑制腫瘤活性及生長的功能。

食物中常見的防癌物質

食物中的防癌物質，如下頁圖表所示：

①β—胡蘿蔔素、維生素C、維生素E、有機硫類、硒等：對於癌細胞的催化過程（promotion），有抑制的作用。

②鈣、纖維素：結合致癌物及膽酸，可降低大腸細胞的分裂。

③維生素A：促進正常細胞的分裂。

④酚及吲哚：會減少致癌物質的活性化。

食物中常見的防癌物質

防癌營養素	來源	可能作用
鈣		降低大腸細胞的分裂，結合膽酸。
胡蘿蔔素	蔬菜、水果。	抑制腫瘤的促進過程。
纖維素	全穀類、水果及蔬菜。	結合致癌物質及膽酸。
酚及吲哚類（Indoles. phenol）	十字花科蔬菜（大白菜、花菜）。	減少致癌物質的活性。
有機硫類	大蒜、洋蔥。	抑制腫瘤的促進過程。
硒	全穀類。	抑制腫瘤的促進過程。
維生素A	蔬菜、水果。	促進正常細胞分裂。
維生素C	蔬菜、水果。	抑製腫瘤的促進過程。
維生素E	全穀類、綠色葉菜類。	抑制腫瘤的促進過程。

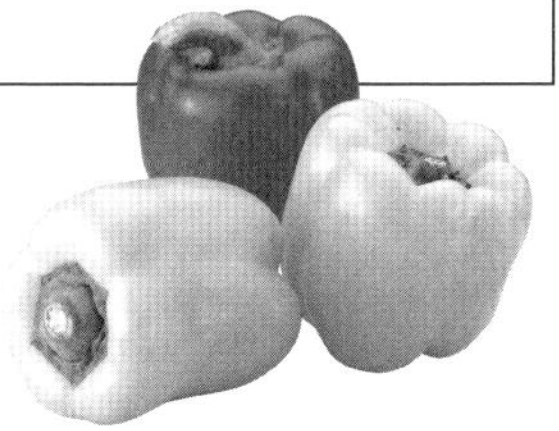

高鉀低鈉的飲食防癌法

飲食防癌的基本原理為何？

一、改變細胞中鉀、鈉的比值：

①年輕的細胞，鉀比值高、鈉比值低，所以容易防止癌化的生成。

②當年齡超過四十歲時，細胞內的鈉開始超過鉀，就會逐漸步入老化。

③若長期攝取太鹹的食物及魚、肉，會加速細胞內鉀、鈉比值的改變；鈉多、鉀少的話，細胞老化、癌化就較容易發生。

④長期多量攝取植物性食物，可維持高鉀、低鈉的程度，也可達到細胞年輕化，防止癌化、老化的傾向。

⑤參考食物的鉀、鈉比值，如下表：

食物鉀、鈉含量及比值一覽表
（列出各類鉀、鈉比值最高者）

		鉀	鉀、鈉（K、Na）比值
蔬菜		1200	15
	南瓜		220
	梨（avocados）		150
	蘆筍		140
水果		700	50
	香蕉	380	
	杏果（apricots）		300
	橘子		220
穀類		1400	100
	裸麥、黑麥		420
	燕麥		180
	小麥		120
豆類		3100	125
	大豆、黃豆		330
	綠色扁豆		290
			180
堅果		1500	75
	巴西堅果		780
	榛實（hazelnuts）		370
	杏仁		200
肉		1400	4
魚		1200	5

二、新鮮蔬果富含維生素A、C及E，都是具有抗氧化的作用，可中和食物中的致癌物及消除自由基。維生素A會誘導癌前期細胞或癌細胞走向良性的分化，避免癌症的發生。

三、脂肪與蛋白質

①過多脂肪及蛋白質的攝取，會造成肥胖及體重過重。

②另一個危機是，增加內源性致癌物（endogenous carcinogens）的產生。

③攝取過多的脂肪，會增加類固醇荷爾蒙的產生，如動情激素（estrogen）、雄性激素（androgen）。這些與乳癌、子宮內膜癌、攝護腺癌都具有密切的關係。

④攝取過多的脂肪，會增加腸道內膽酸（bileacid）的分泌。膽酸在腸道細菌作用下，會形成腫瘤的催化作用，加速大腸、直腸癌的形成。

⑤攝取過多的蛋白質，也會增加內源性的致癌物。見下圖的分析：

因爲，這些蛋白質被消化成胺基酸後，經腸道內的細菌催化，會生成致癌物質（N-Nitrosamines）及催化腫瘤成長的物質。因此，減少脂肪及蛋白質的攝取，就可避免上述癌化的作用。

四、經過醃漬、煙燻、燒烤的蛋白質（形成變性蛋白質及含防腐劑），本身就含有不少的致癌物。煙燻時，食物附有碳所不完全燃燒產生的焦油及多環烴化合物（polycyclic aromatic hydrocarbon）。

燒烤過程中，因油滴被炭火蒸發，會產生淡藍色的煙霧。它的粒子易附著於食物上，是含有類似致癌性的化合物。所以，減少攝取肉類及燒烤物，這在防癌上是非常必要的。

五、纖維素含量高的食物，可增加排便、減少致癌物滯留在腸道的時間。纖維食物富含硒的成分（selenium），可以延緩癌細胞的成長。

六、菇類或豆類製品，含有多醣體（polysaccharide及lectin），可提高免疫力，如提昇自然殺手細胞的量。而且黃豆富含植物性雌性類荷爾蒙（phytoestrogen），具有對抗荷爾蒙的作用，多食用可減少乳癌及攝護腺癌的發生。

食物中的致癌物質

癌症	DNA反應的致癌物	促進、加強癌症發生的因素
大腸	異環狀胺。	高油脂、低纖維。
乳房	異環狀胺。	同上
肺	抽菸、職業暴露。	高油脂、低蔬果。
食道	硝酸鹽、抽菸。	酒。
胃	不詳。	高鹽、低蔬果及幽門桿菌。
胰臟	抽菸。	高油脂。
肝	黃麴毒素。	酒、肝炎。
膀胱	抽菸、職業暴露。	抽菸、止痛劑。
攝護腺	不詳。	高油脂。

認識致癌物

天然致癌物——如黃麴毒素、醃漬類食品的黴菌污染、灌溉水質中所含有的砷、草酸鹽等。例如，蔬菜天然合成的亞硝酸鹽。

人工添加物或污染——農藥、殺菌劑、殺蟲劑的殘餘、防腐劑的添加等。這是因為食品加工、貯存及烹調過程處理不當所致。

食物中的致癌物

一、自然界存在的致癌物

・黃麴毒素（Aflataxin）

來源：熱帶、亞熱帶地區，氣候濕熱，最適宜黴菌生長。使得農作物在栽培、收成、貯藏、加工的過程中最易受到黴菌污染。

黴菌毒素中，以黃麴毒素最為可怕，這是肝癌誘發的主因。主要寄生在玉米、花生、稻米、小麥等糧食裡，並會使它發霉。其他如牛肉乾、蠔乾、干貝、豆干、魚乾、鹹菜等貯存類的食物，也含有黃麴毒素。

·硝酸鹽類的毒性物質

最危險者——亞硝酸胺化合物（Nitoosamines）；也就是硝酸鹽類及二級胺類的化合物。這兩類化合物一起進入胃中，在酸性環境中，易結合成「亞硝酸胺」的致癌物。

防治方法——先知來源，再阻止兩者的合食。

①避免攝取前趨物質——硝酸鹽、亞硝酸鹽及胺類。

②硝酸鹽——來源：八〇%來自蔬菜。

亞硝酸鹽——來源：貯存於肉類，如火腿、香腸、熱狗、臘肉等。

胺類——來源：主要是海產及某些魚類，如秋刀魚、魷魚等。

③食物中的維生素C、E，能夠有效抑制這兩種物質合成亞硝酸胺（硝胺）的致癌物。因此，餐食中必須攝取大量的蔬菜、水果、果

汁等富含維生素C的食物。

乾燥類的海產或乾料，經過烹調，再加上醃漬類的蔬菜，也容易形成亞硝酸胺。

一般新鮮蔬菜中的「硝酸鹽」，在進入胃部合成亞硝酸胺前，很容易被蔬菜本身所含的或體內的維生素C所抑制。

亞硝酸胺與口腔癌、食道癌、胃癌，有密切的關聯；預防之法，除了減少攝取外，應多吃富含維生素C、E及多酚類的抗氧化物（如綠茶等），這是很好的防治方法。

二、人工形成的致癌物

・烹調不當所產生

食物中特別是肉、魚、蔬菜與油脂類，通常經過高溫加熱的過程，如燒烤、煙燻、油炸、煎烤或長期醃漬，都可能產生致癌物質，這些極易導致細胞突變，以及致癌因素的產生。

高溫燒烤、油炸的致癌物——如ＰＡＨ多環芳香碳氫化合物（polycylic aromatic hydrocarbons）、quinoline、Carboline與大腸直腸、乳、腎、膀胱、肝癌的發生都有關係。

致癌物質會與亞硝酸鹽類的物質相互反應，產生複雜的基因突變反應。許多家庭主婦、廚師，容易罹患肺癌及ＮＰＣ（鼻咽癌），近年來的患病率更是日漸升高，這可能與煎炸、燒、烤食物時，油脂因高溫分解，產生多環物（ＰＡＨ）的油煙長期吸入有關。

食物烹調盡量減少使用烤、燻、炸、炒、煎等方式，以減少致癌，致使突變物質的產生及攝取。如此也可減少油煙的生成及吸入，降低工作者肺癌的發生率。

胃癌患者對於醃漬類的食物，如日常生活中的罐頭、醬菜、蠔油、醬油、魚露、鹽醃的魚、肉類等的攝取量，其實是過多的，他們對於新鮮蔬果攝取得相當少。

醃漬品的食鹽使用量很高，在動物實驗上，食鹽顯示有加強「亞硝酸胺」的致癌作用。

煙燻類的致癌物，部分來自燃燒的材料。如木材、蔗料、稻穀等燃料的煙中，含有PAH及芳香胺類，這些致癌物會污染煙燻食物，長期食用有致癌的危險。

乾製海產、魚貝類，在製作、貯存及烹調過程中，內部的膽固醇會因高溫而氧化，導致致癌性及動脈血管硬化的病變。其中魷魚乾、烏魚子、蝦乾中含量極高，須避免食用。

・人工添加物

①爲了提昇食品的色、香、味、美及保存而研發的添加物，就是所謂的人工添加物。不幸的是，有些廠商爲了省錢、省事，添加進不安全、甚至有毒、有強烈致癌性的物質，成爲健康的殺手。

②色素添加物，可分爲

天然類——昂貴，色澤不易保存。

煤焦類——石化產品，煤焦提煉。便宜、穩定、質感好。

這類煤焦類的人工色素，在動物身上都證實有強烈的毒性及致癌性，多數國家都不准使用。尤其有些工業染料是含有毒性重金屬的，它的致癌性更是不可忽略。

許多食品，雖然添加合格的色素，但往往添加的量太多，有害人體，尤其兒童食品中的零食，應盡量少用。

③漂白劑類添加物

這類添加物主要是爲了漂白（保色劑）、殺菌（保鮮劑）、增加口感（食品改良劑）之用，如常用的「硼砂」或「雙氧水」（過氧化氫），就會加在麵

	用途	害處
硼砂	增加彈性、脆度、韌度、鮮度。	容易在人體內累積而中毒。破壞維生素B群及蛋白質。
雙氧水	漂白、殺菌。	導致致癌物。

條、豆類製品、魚丸、蝦仁、貢丸、脆丸、豆干、干絲、麵腸中。

硼砂的用途在於增加彈性、脆度、韌度及鮮度；雙氧水的用途在於漂白、殺菌等。

簡易辨識法：未加以包裝及冷藏處理即販賣的，添加機會很大。

④人工添味劑

糖精（Saccharin）在動物實驗中，被證實是會引起泌尿道腫瘤的致癌物。通常加入飲料、瓜子、蜜餞、醃漬食品、兒童零食中販售；違法添加人工甘味劑者，約在十五~四五%以上。

⑤防腐劑

最常見的爲BHT與BHA兩種。其中BHT有促進癌細胞成長的作用。食品上通常不寫防腐劑，而寫成「抗氧化劑」或不標示出來。幾乎各種加工食品，都有可能添加防腐劑。所以，應多吃新鮮食物，少吃貯存或加工類的食物。

⑥其他有害的添加劑

・金針或脫水蔬菜，爲了使它的色澤鮮艷、賣相好，常常添加「亞硫酸鹽」。據估計，台灣九成以上的市售金針，都有添加這個成分。「亞硫酸鹽」會誘發氣喘，甚至致命。長期使用，雖不會致癌，但仍會促使癌細胞的生長。

・其他脫水蔬菜或沖泡的蔬菜湯，不乏爲了新鮮而添入著色劑，應當小心，避免使用。

・又如土司麵包添加「膨鬆劑」——溴酸鉀（另一個名稱「食品改良劑」），將它加入高筋麵粉中，就可以明顯增加麵包的體積，形成賣相極好的結構。如果溴酸鉀的用量太多或烘焙不當，就有殘留的機會。它的毒有致癌性，易導致腸胃受損。

・包裝及容器中所釋放的毒素

①塑膠容器（PVC）

常見人們以塑膠袋裝熱食、熱湯或以塑膠杯裝熱水、以塑膠器皿微波加熱，這些都有可能會致癌。

因為這種PVC的容器，會釋放「乙烯單體」及「有機錫化合物」「鉛」「鎘」等；尤其加熱或裝有熱食時，最容易釋放出來。

目前已知「氯乙烯單體」，容易導致肝臟的惡性血管瘤，這是致癌的物質。有機錫化合物，是致使細胞突變的物質，也會引發神經、腦部、肝、腎的機能異常。

②含有重金屬的碗盤容器——陶瓷器，在彩繪或燒製的過程，若時間及溫度控制不當，會從色料中釋放鉻、鎘、鎳等重金屬。

③保鮮膜經由微波爐加熱釋出

保鮮膜多半是是用PVC（聚氯乙烯）、PVDC（聚偏二氯乙烯）及聚乙烯（PE）三種成分組成。前兩種可耐熱達一百三十度，但PE在一百三十度就會融解。此外，前兩種在加熱過程中，會釋放氯乙烯單體致癌物及有機錫。PE在加熱的過程中，雖不會有氯乙烯單體，但會有有機錫。所以，千萬不要用保鮮膜加熱。

④用保麗龍的碗裝熱食，容易釋出毒素

保麗龍爲一種聚苯乙烯的產品。當承受熱食大於七十度時，就會將有毒的「苯乙烯」單體釋出。

所以，不要吃用保麗龍裝的泡麵、速食麵或任何熱食，以免中毒。若是紙盒、紙容器，也要注意是否含有螢光劑，因爲螢光劑也可能會致癌。

再生紙容器，不能裝食物，因爲，在再生紙的製作過程中，要添加防腐、漂白劑、除墨等藥品，這反而會產生損毀遺傳DNA等有毒的物質。此外，罐頭食品中則含有多種重金屬的污染。

生活中的致癌物

一、環境、工業污染的添加物

①有致癌性的重金屬，如鎘、鉻、鎳、砷等

鎘經由工業廢水排放，污染農田、地下水，導致鎘米、鎘菜污染，就形成最有名的「痛痛病」。鎘的蓄積也會導致攝護腺癌。鎳、鉻，常見於電鍍業、製鞋廠、色料工廠的廢水污染水源、土壤中，與肺癌、鼻咽癌有關。

②鹵化烷如三氯甲烷

這是因爲水質中含有許多有機物質，經由自來水廠以氯氣消毒、殺菌而生成「鹵化物」。若水質中有機質愈多，氯氣加得愈重，致癌物也就會愈多。

防治方法是飲食用水一定得經過煮沸後，再煮三～五分鐘，然後掀開蓋子，令殘存的氯氣完全揮發。如果能再加上活性碳過濾器，則可將鹵化烷的致癌物質完全吸附。

③輻射物質

飲用水或食物中受到輻射物的污染，是不易察覺與防治的公害。

④砷所污染的食物及飲用水，致癌率也會特別的高

在台灣烏腳病的地區，由於飲水中含砷及螢光的物質，所以易導致血管缺氧、壞死；不僅如此，當地人的肺、肝、膀胱、皮膚癌的發生率，也是本省最高的。

二、香菸致癌

香菸燃燒時，最少會釋放四十種以上的致癌物，難怪三〇%以上的癌症死亡病患，是導因於吸菸的關係。

吸菸不僅使直接接觸的器官如口腔、食道、鼻咽、肺、氣管的癌症罹患率增加，也間接致使子宮頸、胰臟、膀胱、腎臟、胃及造血系統的癌症跟著上升。抽菸比不抽菸的人，得到癌症的機會更增加二～四倍。

香菸中的尼古丁及鹼類物質，在香菸的製造及燃燒過程，會產生菸草裡特殊的「亞酸胺」致癌物。

這類物質依它的化學結構，有七種差異，其中三種爲強烈的致癌物質，兩種爲中度，另兩種爲非致癌物質。主要作用於遺傳的DNA及血色素上，容易導致突變及引發癌症。

吸菸伴隨喝酒、吃檳榔，會有加成的效果，癌症的比例並會大幅的上升。所以，多吃水果、十字花科蔬菜、喝綠茶、吃高纖食物、全穀雜糧，有助於對抗菸草的毒性，減少抽菸者的致癌及慢性病。

三、喝酒致癌

酒，百害無一利，但對法國南部、喜吃高油脂肉類、但得到心臟血管疾病機率低者而言，卻發現有相當多的好處，所以，他們每天都會飲用十五～三十西西的紅葡萄酒（含五～十克的酒精）。

但事實上，酒之所以保護人體，並非在於酒精本身，而是它內部的「抗氧化物」——酚類核黃素與茶兒酚的作用。

酒使得口腔、咽部、喉部、食道、肝臟癌症的發生機會特別的高。喝酒加上抽菸或營養攝取不良，對於罹患癌症的機會也很大。此外，多攝取維生素，如深綠色或深黃色的蔬果，對喝酒者的健康也很有幫助。

四、檳榔致癌

檳榔是誘發口腔癌及癌前期白斑的強烈致癌物質。三分之二的口腔癌與檳榔有關。檳榔汁液中含有檳榔鹼，在咀嚼時會形成四種亞硝酸胺；其中有兩種是致癌物質。若再加上抽菸時菸草中的致癌物，就會致使癌症的罹患率大增。此外，多吃維生素A、C的蔬果，可防止口腔癌。

另外，檳榔子及檳榔內添入的荖花、荖葉及石灰，也分別會對口腔黏膜具有物理或化學性的刺激，容易導致癌症的發生。但在不吃檳榔的人，也會得到口腔癌的研究中，可發現幾個事實：

①口腔癌發生的危險因子，最主要的是菸草，其次爲嗜酒（日本、歐美沒有檳榔文化的地區）。

②有嚼食檳榔習慣的人，得口腔癌的機率爲一般人的二十八倍。僅有抽菸習慣、不喝酒、不吃檳榔的人，得口腔癌的機率爲一般人的十八倍。僅有喝酒習慣，不抽菸、不吃檳榔的人，得口腔癌的機率爲

一般人的十倍。三者都有（檳榔、抽菸、喝酒），得口腔癌的機率，爲一般人的一百二十三倍。

③長期糜爛型，口腔扁平、苔癬化的病患

他們雖然不吃檳榔、抽菸或喝酒，但不良的口腔衛生、假牙製作，或嗜食麻辣火鍋，均會造成口腔反覆潰瘍，也可能會罹患口腔癌。

所以，對於口內長期不會癒合的潰瘍，不可掉以輕心。

五、無形的致癌物

無形波可分爲兩大類，不論游離或非游離波，都具有殺傷力及致癌性。

①游離性的波——它所含的能量，會引起原子核、原子、電子產生游離的現象。如X光、γ射線、光子。

②非游離性的波——它無法引起電子的游離現象，如可見光、紫外光、超音波、雷達波、電磁波等。

在此蒐集相關的文獻資料，提供大衆對「看不見的波」，有更深一層的認識，以爲健康防癌的助力。

①雷達測速器與癌症的研究

一九九八年加拿大地區，因警員使用測速器，致使產生血癌、腦瘤、眼球腫瘤及皮膚癌的情況，較正常人多增加四五%。這是與雷達波下，釋放熱效應引發的生物病變有關。

②夜班工作或夜間燈光與癌症的發生率

・輪班的護理人員或空服人員，乳癌的發生率較正常的人多出兩倍以上。

・夜間工作或夜間燈光，會抑制免疫力、增加致癌物的活化，使細胞產生突變的情形。

③不良成分的化粧品在光線照射下，會發生光過敏的反應，久而久之會助長皮膚癌的發生。

④以雷射光波磨皮，手術後有二一%的女性，會引起異色素的沈澱，六%造成臉部的疤痕組織，這些有可能是皮膚癌的前期變化。

⑤微波爐

能在極短時間加熱熟食，可見它的能量之大，能釋放兩千四百五十百萬赫茲（等於使水分在每秒震盪兩千四百五十百萬次，以達到快速加熱的目的）的能量。萬一微波外洩，人體的自由基會大量釋放，長久下來影響巨大，會導致癌病變。

⑥電磁波

行動電話的電磁波（九百～一千八百萬赫茲），較一般家電用品的電磁波來得高，頻繁使用會增加頭痛、白內障、眼球及頭部的溫度上升。長期使用是否會演發成腦瘤、記憶衰退、白內障，就很值得注意。

所以行動電話所發出的電磁場又強、又廣；以在電話接通的一瞬間爲最強，可達兩千毫高斯；接通後就會降到十～六十毫高斯。

建議使用者，需要注意以下幾點說明：

·每日通話不要超過三十分鐘。
·盡量使用免持聽筒的耳機通話。
·盡可能撥通且在聽到對方聲音後，再移到頭部通話。
·高壓電線與乳癌、血癌、腦瘤發生率的增加有關，所以居住在高壓電線三十公尺附近的人，以上三種腫瘤的發生率，都高出一般人的二～三倍。
·在電廠工作的人，長期暴露於較高電磁波下工作生活，所以腦瘤的發生率，也會增加二～三倍。
·使用電毯，可能增加血癌的發生率。
·根據芬蘭地區的研究，電腦操作員的女性平均流產率，較一般人高出三、四倍。
·核磁共振攝影對婦女可能有危險性，會增加婦女二～七倍的流產率。

⑦紫外線光波

紫外線大部分在皮膚的表層一～二毫米的深度才會被吸收，所以主要作用區爲皮膚及眼睛。皮膚老化、皮膚癌、白內障、角膜炎最爲常見。白色皮膚的人，可讓三〇%的紫外線穿過表皮，黑色皮膚的人僅有五%的穿透性，相差六倍之多，所以黑色皮膚的人，不易得到皮膚癌。同時，臭氧層的破壞，也會導致皮膚癌的病患大增。

⑧放射性波

α、β、γ中子屬於放射性的粒子，這些均爲游離性的波，會破壞人體細胞內的遺傳基因結構，導致癌症的發生。

輻射鋼筋、輻射屋的居民，長期受到放射性元素的污染，對健康的威脅極大。

地下室「氡氣」的含量高，易導致肺癌。岩石、砂土中由鈾衰變而釋放出的氡氣，則屬於天然、但卻帶有放射線的氣體，吸入肺部，會增加罹患肺癌的機會。

飛機在一萬公尺的高度長期飛行，以及生活在兩千公尺以上的居民，所受到的宇宙射線的含量較高。所以，飛行員在腎癌、腦瘤、血癌的發生率也就特別的高。空中小姐得乳癌者，則較常人高出兩倍以上。

⑨高能量的聲波（噪音），會抑制免疫的功能。

⑩振動波會增加癌症的發生率

工人所用的電鋸、鑽探器具，長期接觸，除了易得手腕缺血性的血管炎外，癌症的發生率也較常人高出二點五倍。

第II部曲

共創癌癒十分奇蹟

——癌的心識科學探究（方法篇）

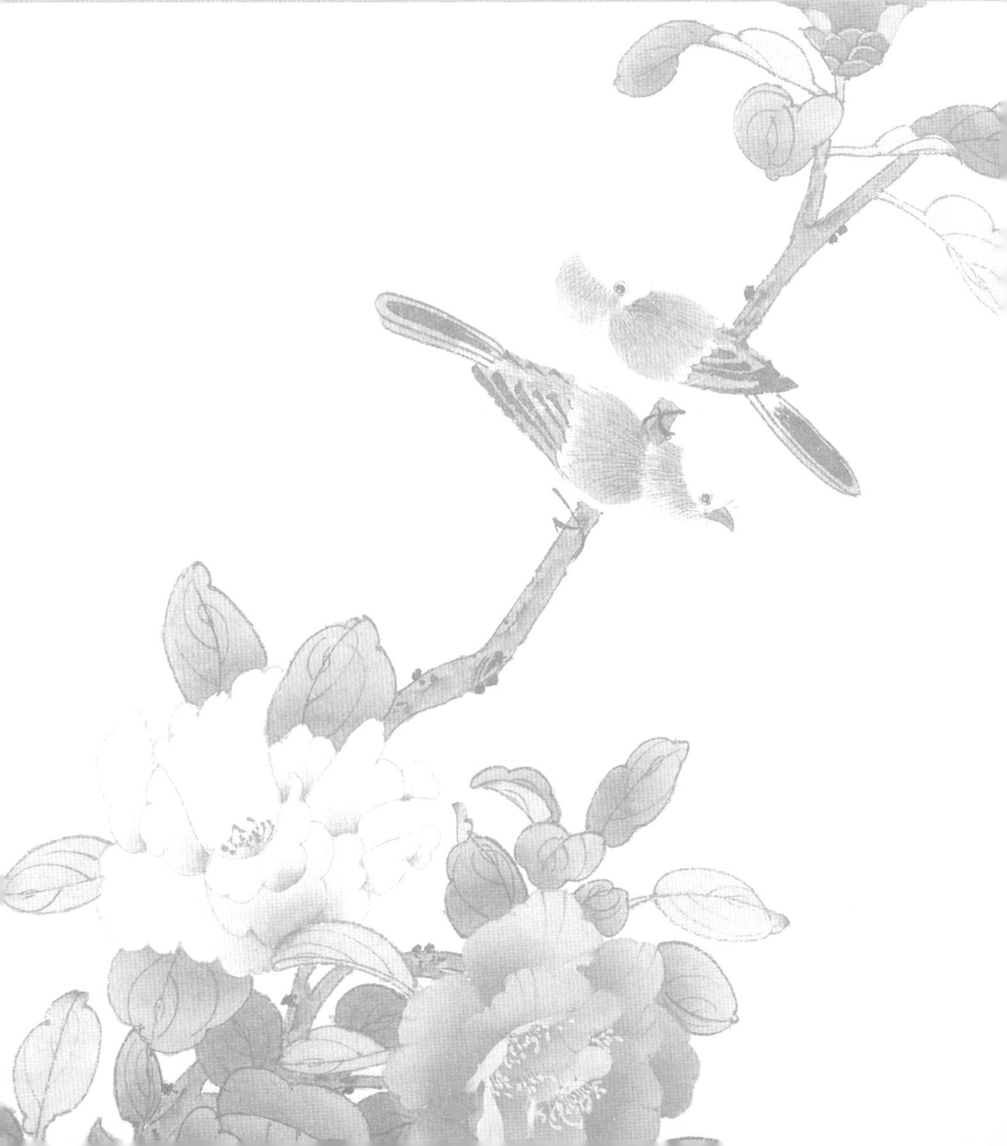

〈前言〉

十分奇蹟的治療法

在第一部曲的探討裡，多半屬於生命的物質基礎層面，其實，身心的結合，才能提昇更好的免疫功能，使好的飲食及生活習慣，更加呈現效率。

第二部曲「共創癌癒十分奇蹟」，主要在於開創癌症不爲人知的康復潛能。藉由我在臨床上實際成功、或令人欣慰的案例，進一步來管窺人生、管窺癌症。

雖然，這裡只是掇取一點心得與想法，卻可創造出生命裡圓熟、寬廣的生活態度，與生死自在的非凡價值。換句話説，應該如何與癌症在各種時刻共處、定位，必須找尋出「更相稱的角度」。

這是永遠帶著希望、信心的旅程，因此，我將以交錯的實例，來闡明「癌」的另一個面相，與截然不同的人生經驗。

創造癌癒成功的因子

看到盲點與死角

眼前呈現著多年來，我與癌症病友及家屬們所走過的路。耳際迴繞著西班牙大提琴家卡薩爾斯的「巴哈無伴奏組曲」，沈穩厚實。

從文獻中對癌症的中外紀錄，以及歷經數千年的推演發現，直到近幾十年，癌症的研究已更加的細密：由外觀的型態出發，逐步往內探索、剖析；由顯微細胞的結構，甚至進入分子生物層次及基因密碼的組合。

雖然，科學、醫學在實現努力方面，已投入無以計數的人力、物力、心力、生命和時光歲月青春，但所呈現出來的圖像是什麼呢？它猶如把人體當做一個「戰場」，以各種殺戮的方式來看待這個「殘局」。無怪乎大家有頻頻困挫與失落的感傷。

其實，治療癌症的「成功」因素，決定於兩方面的條件。除了技術、知識的累積以外，思惟的習慣以及處事的態度，更是成敗的決定因子。透視失敗的所以然處——就是未見到盲點與死角。

不過，當今醫學的盲點與死角在哪裡？

其實，現代的醫學對人的關懷與價值觀的建立，恆常局限於「物質身體的部分」。但當這個物質的肉體，失去價值之際，一切負面的情緒與思惟，就會全部湧現出來。

然而生命的價值豈止是物質這個角度而已？若能「換個看法」來觀照人生，生命可貴的靈性與心識的能量，必能夠爲我們帶來無限的信心、寬廣與希望的時空，所以，無法想像的價值必然呈現。

看不見的危波與壓力波

除了電磁波、微波、輻射波等屬於另一種看不見的致癌物（以上或稱

「危波」）外，生活周遭或生命中，也不時會產生許多看不見卻不可忽視的另一種致癌物，現代的名詞叫做「壓力波」。

自從一九七一年美國尼克森總統，全面大力投入抗癌研究以來，近三十年來，整體而言，癌症的研究、治療、控制，有一種失望落空之感；一種不成比例的回收，卻又不肯承認失敗。

科學、醫學的迷思是，它「僅以有形有相，才算是科學的憑證、才算是主流的研究」，否認了抽象事實對生命研究、判讀的重要性。

問題是，今天我們所研究的對象是「活生生的生命主題」，倘若對詮釋生命、開始認知，就已偏差，我們又怎能讓世世代代來檢驗這種不客觀的文獻記載呢？

事實上，生命的組合是身心的結合，是物質與精神的結合。前一大單元，我們已著力於癌在型態上的演變、致癌物的探究，但似乎遺漏更大範圍「心識」的部分；也就是說，精神層面對癌的形成、演化及治療的影響因素。這正是本單元所要強調的重點。因此可說，醫學教育與醫療工作的偏差，是癌症治療無法發揮的致命傷害與盲點死角。

健康的醫師卻也得了不治的癌症

霍華·福斯特（Howard Fuerst）任職紐約的教學醫院四十年，是一位訓練有素、充滿同情心與愛心的好醫師。

他擁有與一般醫師一樣的思惟方式，非常依賴醫學上的研究數據。若是沒有通過嚴格實驗的醫學方法，他絕不會採信。

平日他也覺得自己很健康。爲了慶祝六十九歲的生日，他選擇做一次徹底的身體健康檢查。結果意外的發現，他自己罹患「攝護腺癌」，並且被告知目前沒有痊癒的方法，僅可暫用荷爾蒙治療來緩和病情。他的壽命僅剩一年左右。

雖然，家人給他最大的支持與鼓勵，但是，他仍然陷入震驚與沮喪中。沒多久，爲了生存下去，他開始改變飲食，訂出時間來靈修、靜坐，並與這方面有研究的專家聯繫。

從身心靈改變救了自己

這些方法沒有一樣是經過醫學標準的認定，開始時，他僅是抱著試試看的態度去學習；漸漸的，他敞開心胸，並規律的接受上述的療法。四年半過去了，他活得很好，但已經完全不像以前的他，爲什麼？

①對於臨床態度，他有一百八十度的大轉變

從以前心胸狹隘、眼光窄淺的醫師，變成一個可接受無限可能的人。

②親自主持癌症諮詢小組

他支持生機飲食療法、自己購物、做菜已成爲日常例行之事。他戒除所有的肉類食品，吃較多的蔬果穀類，也做斷食療法。他每天靜坐、冥想三十分鐘以上，並從事心理諮商工作，協助病患超越困境。

學習改變飲食、心靈冥想的新功課

許多同事到現在仍舊把他當做「特例」看待，認爲他是走運才能從癌末中康復。爲什麼呢？

醫療同業不了解其中的道理，但只有他自己明白。他說了一句肺腑之言：「只有我自己知道，是深厚的愛、是重視身心結合的重要，以及自我選擇的改變，拯救了我的生命。」

當一個成功的例子，被當做「特例」，若有更多的例子成功時，不就成爲「慣例」嗎？

這十多年來，我也累積無數的特例，從特例中，我將逐步細說「創造醫療奇蹟」「創造生命奇蹟」的方法。

福斯特醫師的成功，他自我開創奇蹟，其實歸功於：

①充滿深厚的愛。

②放下過去醫學知識及自我的認知，好好學習，以前所未接觸的心靈、食物、冥想爲功課。

換個角度會更好

另一例是哈佛大學生涯規劃中心的詹姆士．華得盧（James Waldroop）博士，以他二十年，輔導上千個案例的實務經驗，整理得出「爲什麼有才華的人會失敗？」的原因。

他是著名的「管理心理學者」，在他的傾力之作《Maxium Success》中，提出了引導我們找到成功的致命陷阱。他說，失敗是由於沒法達到最大的成就。而主要的原因，在於「角度上的盲點所致」。

一般人成功與否，必須具足兩類的關鍵因素：

①知識與技巧的強弱。

②態度與習慣的死角（或盲點）。

何謂「盲點」？也就是我們眼睛所無法看見的地方。明明很清楚，但有些死角，就是無法看到；這些死角可能是生理上的，也可能來自於心理。所以，一個人能否成功，就決定於對弱點能改進多少、對盲點能去除多少。去除得愈多、改進得愈多，會愈成功。弱點可藉著知識的累積、技術的驗練，熟能生巧，自能突破成強者。

但「盲點」要如何突破呢？想想看，只有一個方法可以辦到，那就是「改變角度」。如果能夠稍微改變對事情、對人物的看法與角度，就會有非凡的成就。

有一句話說得好：「橫看成嶺側成峰，所見黃山各不同。」（黃山詩句）如十株樹排成一列，正看是一株樹，側看就是十棵樹。由於，我們總是習慣從某個角度來看事情，一旦養成習慣，就會形成特定角度的盲點，讓我們看不見某些地方。

所以，換個角度就可以克服盲點；因此從不同的角度來觀察，可以發現許多看不見的東西、欣賞到更多不同的角度。

如何消除癌症的盲點

同理，治療癌症的失敗率之所以如此偏高，並且把癌症視爲恐怖的絕症，是因爲我們對「癌症看法的盲點」所致。

思考的死角、看法的死角、習慣與態度，以及對癌症的看法、對治療癌症的態度等，都應該一一修正，才能創造成功的最大機會。

現在我來分析一下，引導成功的因素有哪些？首先我們必須了解一下，目前看待癌症的死角以及盲點，包括有：

抗癌、殺癌、剋癌、制癌，與癌對抗

癌是死亡的象徵、不吉祥的預兆

癌是人類的殺手（天字第一號的殺手）

癌症是困境與挫敗的序幕

癌有研究對象的盲點

癌有生命態度的盲點

癌有時間觀念的盲點

癌有生命價值的盲點

想克服這些盲點並不困難，但要是對於盲點全然不自知，卻是最大的危險。

①科技醫療的困境

早期診斷、治療、預防……卻防不勝防

治療時，令它完備、萬無一失……卻副作用太大

治療後，防止再發或轉移……卻無法把握

②態度的盲點

99.999％對癌的態度是仇視、對立、敵對、打倒、殺死、厭惡

0.001％突破盲點，換個角度來認識

由上面的分析可知，提昇癌症的治癒力，和減少發生率，應致力於「潛能的開發」，成敗的關鍵點在於「態度與習慣」的差異、「思考與看法」的盲點。

而盲點包括各方面：醫療、病人本身、家屬、社會大衆、輿論與價值觀等。

醫療的偏見，就在於認爲自己所用是唯一的方法，不容他思；視己爲主流，其他則爲旁門走道。此外，祕方、偏方四處散布，也讓人無法檢驗、澄清、指正，反而以訛傳訛。

而有的人以爲花錢就能得到救贖，也是一個盲點。就有一位身爲醫師的丈夫竟然爲妻子耗費百萬元，換來保證治癒肺癌的十帖偏方。明知是場騙局，卻病急亂投醫，陷入盲目的迷信中。

另外，善意的隱瞞，如經常有家屬把「癌」，說成發「炎」，以便隱瞞病人；此外，壓力（無形的致癌力）、宿命的死角、時間知見的死角，都是無法創造最大成功的原因。

我的故事

〈回憶一〉善待開啓能量

早在七、八年前，時時刻刻支持我的觀念與執著就是「善待癌症」。當年，我在全台灣奔走，並遠赴紐澳、下抵南洋，甚至到西半球的美加等地。

我不斷的提出對癌症的最大承諾、最忠實的禮讚——那就是要「好好善待我們身上的每一部分」。我並且將演講製作成有聲錄音帶發行。

這套台灣版、也是我唯一一套台語發音的癌症錄音帶，陪伴許多深陷在癌症苦難中的朋友，讓他們找到活的信心，化除仇怨、憤怒的救贖與力量。

直到今日，乃至未來，我仍然深信著善待癌症的信息、態度與做法，我認爲，這才是眞正治療癌症的唯一方法；也唯有對癌症觀念的徹底改變，才能開啓最大的能量。

〈回憶二〉醫者的態度與神奇的療效

當我在行醫的前十年當中，年輕氣盛，執意著一股爲病人的關愛，對於有些不按規矩服藥或不服從醫囑的病患，總是以一種恐嚇的詞藻，與不再爲他治療的威脅口氣，所以，強勢的言詞中，總是伴隨著神聖不可侵犯、不可改變的執行態度。

每每病患總是在恐懼中接受。

年輕時愚昧、理直氣壯、目無一物的我，全然是依照醫學的理論、法則與常規來行醫。

直到四年前，我遇到一位西藏的老修行人，堪肅仁波切。他以修行、祈禱護法指示的方式，從印度來到台灣，找我醫治他的食道癌、胃癌與肝硬化。時値末期，已有遠處轉移的他，生命僅剩不到半年的光景。我爲他的病情，做了建議與開始醫療的執行。

半年後，我特地到他療養的靜修寺院探望。他告訴我，他度過前三個月身體極爲痛苦的轉變期，如今已漸入佳境。隻身來台，卻蒙受這麼多人的照料、愛護、出錢出力、費心費神，難以回報，僅能就出家人的本分來盡力，就是每天增加兩倍用功修行功課，把這些所做的利益與功德，迴向（轉送給別人的意思）祝福給幫助、協助他的人，以善盡自己的本分、不辜負大家的苦心。

「姜醫師，妳也是我日日祝福的人；今天妳的前來，我更要以一件事做爲布施。」我驚訝的豎耳恭聽。

他娓娓道來：「我們西藏人，自古以來，世世相傳著一件事，好的醫師是因為他的仁心，並不全然是他的醫術。因為有仁心的醫師，其實他的言詞、手勢、眼神、撫摸……在在都成為病患的妙藥與靈丹。」

當下我的雙眸流出無限感恩的淚水，他雖是我的病人、更是我的良師，對我未來的行醫旅程（行腳），引起了很大的加持力與啟示作用。

他老人家依著清淨的素食、排毒、療養，以及個人精進不輟的修持力，自在的度過將近兩年的歲月，以身爲示範。最後一週，預知時至，右脅而臥，如入禪定，安詳入滅。

〈回憶三〉肩負轉化的使命感

記得小的時候，大姊告訴我，我是雙子座。它的特性之一，就是「能賣冰水給北極的居民，能賣沸水給赤道的人。」

但因當年我的木訥、反應遲鈍、不善表達，在家中最爲笨拙，姊姊總是說，雙子座的特性，在我身上好像被推翻。

四十年後，每當愁容滿面的癌症病患或家屬，魚貫的走入我的診間或諮商室、談話間；當我們的談話告一個段落，起身送他們時，他們都能感受到人生的步伐踏得較爲輕鬆，生命可以新的角度來探討，對於未來自己更有自信、更有遠景與希望。

「轉化」似乎是我這一生的使命，讓自己或他人，都能開啓對生命內在的探討，這種引燃生命火光的任務，是何等重要、神聖與難得。

然而，坊間防癌、抗癌、治癌、剋癌的書籍，到處充斥，有必要再寫一本嗎？

若是能發人未發、省人未省，或有可以讓癌症病人、家屬，得到更多的慰藉、更多的思考與延展的多度時空；在瀕臨分離、傷痛、失望之際，能夠再展歡笑，那是何等令人欣慰、寶貴的。

畢竟能帶給受苦、受怕的子民，一種痛苦的釋放，找到生命下一旅程的淨地，是老天給我的恩寵，及師長的栽培。

(回憶四) 我的誓言

醫師的使命就是「創造奇蹟」「挑戰所謂的不可能」「專治怪病、疑難雜症、癌症絕症」「能帶給眾人希望、信心與愛心的醫師」。

在我的思惟中，沒有「絕症」這個名詞，何時何地何處何人都是充滿希望，why？透過對時間、空間、生命的觀察與認識，我終於發現循環式的時間觀、多度空間的觀點，以及生命是無限的接軌。

癌是漫長的發展過程，因爲癌化的時間很長；愈早準備，防癌所得到的保障，自然愈高，也就會愈保險。

完整而縝密的思惟網路，正是本書第二部分的重點所在。整合臨床上的矛盾、死角（盲點），匯入看病的經驗，在頻繁出現的困惑中，找到成功的最大可能性。然後，再逐漸進入「生命轉化」的思惟與拓展中，最後，就能發現「癌的本質」是什麼。

醫師的手可以拯救病人，也可以殺害病人。
醫師的口可以安慰病人，也可以恐嚇病人。
醫師的心可以溫暖病人，也可以冷落病人。
醫師，恐嚇的話應當少說。
醫師，莫以爲自己是生死的先知、祭壇上的法老王。

致癌的隱形殺手在哪裡？

從愈來愈多的研究資料中發現，持續的壓力會對腦部造成病理的效應，傷害到掌管記憶與學習的海馬迴，嚴重者甚至可使海馬神經元永久喪失功能。

壓力對身體的腦部、內分泌、自律神經系統，以及免疫系統，均會產生致命的破壞，同時增加身心症、過敏、感染、自體免疫如狼瘡、類風濕性關節炎、乾燥症等。同時，皮膚病及癌症的發生率也會升高，更會加重焦慮、憂鬱、失眠等精神疾病的病況。

現代人生活壓力、情緒壓力大時，人的腦筋變得特別不靈光，比較容易生病。

約在五十多年前，生理學家就揭示壓力會促使動物快速的毀滅。例如，把老鼠關在鐵籠中，不定時的施予溫和電擊，老鼠就會產生壓力性的

壓力、免疫力與疾病的三角關係

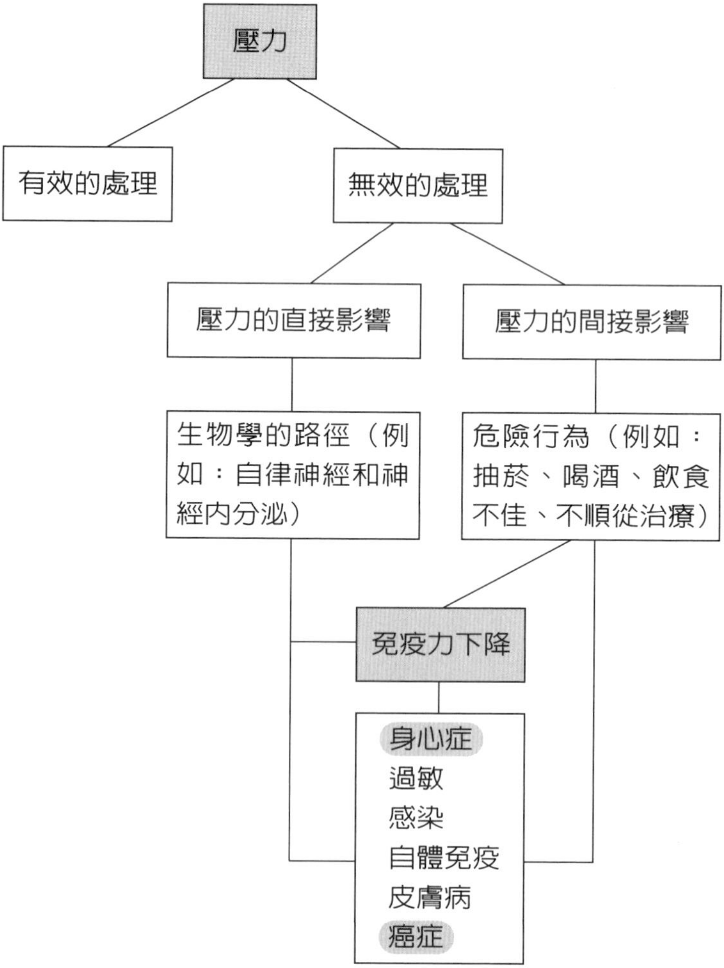

生理反應；每受一次電擊，身體就會毀損一點，幾天後，老鼠受不了這種壓力，就會崩潰而死。

當把屍體解剖時，發現牠們的組織呈現快速老化的特徵。因爲電擊伏特數極低，可以斷定不是被外力電擊而死，而是壓力導致牠的生理反應，使身體變化、衰敗而亡。

癌由心生

德國癌症專家哈默醫師的研究成果之一是，他發現，一個人內心的衝突，如果得不到解決，便會導致癌症的發生及快速的進展。

他強調，癌症的致病因素不只是一般所認爲的病毒、污染物遺傳而已，更是由於個人內心情緒的衝突所致。他自己也證實這個事實。他在兒子死後不久，患了惡性腫瘤，進而調查、探討成千上萬個癌症病人，分析歸納而得到「癌由心生」這個結論。

在澳洲，巴德洛普博士的研究中指出，人體的內部免疫系統及防禦功能，在近親死亡後的八週內，便會出現衰退現象。所以，我們的身體受壓力的破壞，特別容易誘發、感染，使癌症生成。

我在臨床上也頻頻留意到，在喪失配偶或親人之後，不超過一年就容易罹患癌症。與美國生活壓力的評量指數中比對（參考下頁圖表），配偶死亡的壓力強度爲一百，相當吻合。

車禍撞出了癌、地震震出了癌

我也診療過幾位外傷、重大車禍或被撞擊的人，他們在幾個月內，就發現有癌症或癌症復發的案例。

曾有一位老婆婆在山裡種茶；十三年前罹患乳癌，經過手術化療，相當穩定，十三年來定期追蹤，直到三個月前，不愼被機車撞倒，不見骨折、也無傷口，但自覺痠痛、背痛不能痊癒，雖經止痛亦無好轉。

她自己直覺懷疑舊疾復發，醫師不以爲意，謂其多慮，後來在她頻頻要求下，再做骨頭掃描及切片，而發現乳癌在治癒的十三年後，卻因一場

美國人日常生活中常見的壓力因素

	生活中發生的事情	壓力強度
1.	配偶死亡	100
2.	離婚	73
3.	夫婦分居	65
4.	近親死亡	63
5.	自己受傷或生病	53
6.	結婚	50
7.	被解雇	47
8.	退休或離職	45
9.	家人身體不好	44
10.	妊娠	40
11.	性生活不如意	39
12.	工作上面臨調整	39
13.	經濟狀況發生變化	38
14.	好朋友死亡	37
15.	夫婦吵架的頻率提高	35
16.	負債	31
17.	負責的工作改變	29
18.	小孩搬出去住	29
19.	工作取得優異成績	28
20.	妻子就職、復職或離職	26
21.	生活狀況發生變化	25
22.	和上司發生衝突	23
23.	上班時間和環境發生變化	20
24.	學校生活發生變化	20
25.	休閒生活改變	19
26.	宗教活動改變	19
27.	社會活動改變	18
28.	借款（負債二十萬台幣以下）	17
29.	家人同聚的次數發生變化	15
30.	休假	13

車禍，復發且多處轉移。

是否我們所承受的壓力，都是一種負面的效應呢？其實，面對生活中所發生的種種狀況，完全要視自己對壓力所產生的處置方式，這有極巨大的關聯性。

有一個罹患大腸癌的老先生，手術康復後，他很平穩的度過大約兩年左右的時間。但不幸的他遇到一九九九年，台灣的九二一大地震，他因身處震央區，感受到那種天搖地動的驚恐，約一個月後，突然發現肺部有許多轉移且合併積水。因此諸如天災、水患，也是人生旅程中的種種變異，會成爲生命中大小不等的壓力，這些都是醞釀癌症的導火線。

生病是生機

有效的處理釋放、紓解壓力與無效的處置間，有著天壤之別。所以，對壓力的不適當反應是疾病的根源。現代生理、內分泌、免疫、神經學的研究中，更深入闡釋「病由心生」的生化病理基礎。

常言道「危機是轉機」「生病是生機」，這幾句話的內涵裡，是代表遭逢壓力之時，我們的處置方法、情緒管理，將是決定勝負關鍵的所在。

情緒要在適當而且以中道的管理方式，自然而然表現，就可以讓我們執行情緒的大腦邊緣系統，順暢的發揮作用。譬如悲傷的眼淚、開懷的大笑，適度的哀歎……都會促使β—腦內嗎啡（快樂物質）的分泌，所以無論如何，負面的情緒不宜過分壓抑。

《中庸》說：「喜怒哀樂之未發，謂之中，發而皆中節，謂之和。中也者，天下之大本也；和也者，天下之達道也。致中和，天地位焉，萬物育焉。」連正面的情緒也不能過於拘泥、緊張。所謂過與不及均非中道而行。人是情感的動物，孰無情感？孰無情緒？適當的紓解、保持合理的情緒，才能避免壓力致病的命運。

萬病亦由心生

對壓力調適不當所產生的疾病當中，有一類稱爲「心身症」，常見於

「脆弱體質」（vulnerability）的病人。它所衍生的困擾既多且龐雜，常因壓力、情緒因素而加重症狀。它治療的重點在於「心」的解脫與支持，所以僅靠藥物是難以全其功效的（參考下頁「常見的心身症」一表）。

壓力致病三部曲

壓力要形成疾病，其實必須經歷以下三個階段：

①**反應期**——警告——承受壓力時，身體出現休克狀態，身體本能會重建反休克系統，使血壓上升、腎上腺素上升，淋巴結、胸腺肥大。

②**抵抗期**——對抗壓力產生的抵抗力，達到最大的時期。

③**疲憊期**——對壓力反應，過強且過長之後，身體無法適應，陷入疾病狀態。血壓下降、體溫下降、淋巴結萎縮、副腎（腎上腺）萎縮機能不全。

萬病由心生（常見的心身症）

- **循環系統**：本態性高血壓、本態性低血壓（低血壓症候群）、心因性狹心症、心律不整。
- **呼吸系統**：支氣管氣喘、過度換氣症候群、心因性咳嗽。
- **消化系統**：消化性潰瘍、潰瘍性大腸炎、激躁性腸胃症候群、心因性厭食、心因性嘔吐、腹脹症、噯氣症。
- **內分泌、代謝系統**：肥胖症、糖尿病、心因性暴食症、甲狀腺機能亢進症。
- **神經系統**：偏頭痛、肌緊張性頭痛、自律神經失調症。
- **泌尿系統**：遺尿症、陽痿、過敏性膀胱炎、頻尿。
- **骨骼、肌肉系統**：緊張性頭痛、慢性風濕性關節炎、全身性肌肉疼痛、脊椎過敏症、書寫痙攣症、書寫性斜頸、頸腕症候群、習慣性抽動。
- **皮膚系統**：神經性皮膚炎、癢症、圓禿症、多汗症、慢性蕁麻疹、濕疹、疣贅。
- **耳鼻喉科**： Meniere 氏症候群、咽喉異物感症、重聽、耳鳴、暈車、失聲、口吃。
- **眼科**：原發性青光眼、眼睛疲勞、眼皮痙攣、視力模糊。
- **婦產科**：月經困難症、無月經、月經異常、功能性子宮出血、更年期障礙、性冷感、不孕症、陰道痙攣症。
- **牙科**：特發性舌痛、口腔炎、口臭、唾液分泌異常、習慣性咬肌抽動、磨牙、顎肌症（顳顎關節病患）。
- **小兒科**：站立性調節障礙、復發性臍部疝痛、心因性發熱、夜驚。

在承受壓力時，會減少自然殺手細胞的數量，且會降低它的活性。譬如，五週大的老鼠，若把致癌物由腹腔注入，兩個月後，有三〇％會致癌；二十五週大的老鼠，若把致癌物由腹腔注入，兩個月後，有九〇％會致癌。由此說明「老化」會造成免疫系統反應的遲鈍，所以老化也是致癌的因素。

醫學幫忙診斷，大自然才是藥物

由壓力與疾病、老化、癌症的關聯中，我們更可了解「全人醫學」已是當今醫學教育及醫療服務的主軸。

身心合一的全人醫療整體概念，不僅古老的東方或希臘、羅馬醫學早已成濫觴，當今西方主流醫學，也不得不調整步伐，邁向更完整的生命科學探究。在癌症的療癒過程中，更需要以這種身心合一的整體醫療看待，才能突破更多的盲點。

由歷史回顧中、從西方醫學希波格拉底，到東方醫聖、醫哲所代代心傳的眞言是：「上醫治未病」「防患於未然」，這才是最高的治療原則與境界。

他們留名於青史，把眞理在在證實。他們都相信「自然癒合力」的可能性，是開創癌症奇蹟的樞紐。所以，他們不斷提醒後進，「不要對癌症輕率的進行干涉」。

長年以來，對癌症的治療趨勢與方法，以手術、化療、放療爲三大支柱。如果以長期與巨額的醫療費用來估計，治療力並不高，對於未來也是充滿不確定的因素，這樣的治癌事實，誠難令人感到滿意。

癌症治療的困難，目前尚未出現可以完全治癒的方法。因爲，眞正的治本之道是，以人類本具的免疫力來創造自然的癒合力；靠自己本身的力量爲主，配合其他各種方法爲輔，以開創癌症治療的奇蹟。所以醫學幫忙診斷，大自然才是藥物。

治療癌症的關鍵在於「免疫力」

美國每年有一百二十萬人得到癌症，平均十五分鐘就有一人死於癌症。是否會罹患癌症，因人而異，變數很多、也很大。因爲人體本身即具有監視、防衛的系統，能有效的監測變性或癌化的細胞。

自然的治癒能力（self healing）稱爲「免疫力」，意即免除災疫、病疫、災難的能力，也是身體的自然防禦系統。

免疫機能較弱者，較一般人易於罹患癌症，因為癌細胞本身具有穿透免疫、防禦構造的能力。細胞是由DNA的基因組合而成，利用電腦解析，一個人約具有三十億對不同的組合，進而形成十萬種以上不同的蛋白質密碼。

當組成DNA的基因發生病變或變性時，代表免疫監視的力量較微弱，此時若有變性或癌細胞，就會逃過免疫組織監視的機制，開始複製、分裂、增殖，終於形成「癌症」。而癌細胞會等待免疫監視機制有疏漏之時，伺機壯大，但，是什麼狀況造成免疫力減弱的呢？「壓力」是個大問題（參考一百二十六頁的圖）。

監控管理癌細胞的優良士兵就是「NK cell」（自然殺手細胞），也算是人體王牌優良的兵團。在身體暴露於大量的病毒、細菌、化學物質下時，我們每天能平安無事，不至於釀成大禍，都是依靠這些精巧的免疫系統順暢發揮作用所致，因此，要感激這些白血球兵團。

癌細胞如何坐大

可是當人體免疫力降低時，癌細胞會反擊，會吃掉免疫細胞而形成反擊的局面。在細胞學的研究中，我們會發現：

①癌細胞會形成比白血球更大的細胞。

②它們會以各種型態來突圍白血球。

③癌細胞會伸出像雙臂似的組織，把白血球、紅血球、死去的細胞等包圍、去掉。

④或者形成咖啡杯狀，引誘白血球進入其中融化。

⑤或伸出長長、大大的手臂，抓住白血球。

⑥無論如何，癌細胞抓住白血球後，會把他們完全融入在自己的組織當中（這叫做呑噬作用）。癌細胞因此呑噬人類的許多正常組織，逐漸壯大其勢。

⑦癌細胞也可以利用遮住眼目的方法，令 NK cell、T-cell 被遮蔽而不知去向。

⑧癌細胞甚至會抽掉 NK cell 內的子彈，當細胞內顆粒結構抽掉後，就不會再發揮攻擊的作用。

基於以上的事實，爲了與癌共存活或占上優勢，必須將白血球兵團，尤其 NK cell 訓練成功，這是非常重要的關鍵。

因此，免疫力的健全化、完備的監視系統，才不會因外在的壓力，而使免疫力形成潰決，這是當務之急。

化療是另一個殺戮戰場

抗癌化學制劑是癌細胞與正常細胞都會被殺死的藥劑。眞正的化療法，始於一九四三年。它是運用第一次世界大戰有名的糜爛性毒瓦斯氣「芥子氯」，所製造出來的「氯芥」藥劑。在美國耶魯大學的癌症中心首次使用。以後各類抗癌劑的研發，抗癌的效果與化療的副作用，就如翹翹板的遊戲，極不易評估。

化學治療會破壞八〇%的癌細胞，以及二〇%的正常細胞。因爲化療破壞細胞時，他沒有特定的選擇性，如此才會出現嚴重的副作用以及毒性的反應。例如，5-FU在減少癌細胞數目時，也會減少NK cell的活性。

又如一九七〇年推出的Cisplatin，不僅對抗癌細胞，也破壞骨髓造血機能，紅血球、白血球與血小板都會減少。

當白血球數目不足時，容易感染；紅血球減少時，會有貧血、缺氧、呼吸困難、衰弱、嚴重的疲憊感；血小板減少，則會引發出血液不易控制的情形。

但是，抗癌藥劑爲何不能針對癌細胞做個選擇呢？其實，各種不同的抗癌藥劑，它的本質就是「強烈細胞毒」，由於「癌細胞源自正常細胞所產生」，所以內部結構，以及代謝、分裂方式等都與正常細胞有相同之處。

了解化療，減少恐懼

抗癌制劑的基本目的，是分解破壞癌細胞的基因，阻斷它的分裂。但最困擾之處是，人體內有部分正常細胞的分裂和增殖速度，比癌細胞更加的旺盛，如毛髮、卵巢、骨髓、消化道、呼吸道、皮膚等，因此個別受到化療的影響極大。

臨床上，常可見到前一天打一針化療針，隔天一頭烏黑頭髮已全部脫落。這類事情經常令癌症患者難以釋懷，若能了解這種機制，就會減少化療的恐懼與壓力。

抗癌制劑有時也發揮不了功效。因爲，藥劑要進入癌細胞不容易，就算進入，此刻也正好是癌細胞不分裂的時期，所謂的正在休止期；所以在這個沈睡期中，化療根本無效。

又有的時候，抗癌藥物已代謝到細胞外，癌細胞才開始進行分裂，錯失時機。它的結果就是所謂抗藥性或無反應的療效。平添化療對正常細胞的損耗、殘害。

其次，抗癌藥劑選擇的劑量愈來愈重、毒性愈來愈高時，相對的，殺傷的正常細胞也就更多，自體的免疫力早已大大潰決，所以，癌症若要恢復，僅靠化療是遙遙無期的。

化療的抉擇

如果是以「消除癌細胞或腫瘤」爲基準的話，很多「抗癌劑」是「無效」的。

又如果療效評估以「五年存活率做標準」，但存活若只是意味著「活著的事實」，並未評論及「活著的品質如何」，如此存活的數量，實在未涉及存活的品質。因此對抗癌化療的療效與存活率，應再進一步做細緻的考量，以便提供給病患或家屬更愼重的選擇，這也是民衆「知的權力」，並提供癌症病人生命價値的再思量。

我相信在資訊普及的世代裡，一切都是透明化的歷程，今後的醫療將更在乎病人生活品質的提昇，與協助病人體驗更有意義的人生，這才是生命照顧者——醫療人員的天職。

這些年來，我經常在臨床、演講或團隊活動中，被諮詢到「化療」的抉擇與否？就我所學所知所觀，綜合以下六點結論：

①目前抗癌劑使用的大原則：患者在到達副作用的界限之前，相當於「不至於死亡」的情況，盡可能大量的使用（這是一般的用藥原則）。

②但是癌細胞的生物性格非常複雜，即使完全相同的腫瘤，對於治療的反應，也是因人而異。猶如人心的不同，各如其面。癌質不同，也各如其人。似乎癌症也具足各種「人性的特質」。

③許多抗癌藥物與癌細胞接觸之後，反會造成癌細胞的增殖，或者藥物本身就具有「致癌性」。如治療卵巢癌，卻引發血癌，或生下畸形胎等。

④動物實驗中，幾乎所有抗癌藥物，都具有致癌性。

⑤應否選擇「化療」，實應依各類腫瘤及個別體質，其間差異極大。應於施打前，參考「second opinion」，即第二意見的諮詢。

⑥有些腫瘤，在累積許多臨床實驗後，有它的特定療效，遇到這種狀況，不應拒絕化療。

曾有一位三歲小男孩，罹患血癌，因爲周遭資訊告訴他的父母化療的恐怖與摧殘，家長就拒絕治療，改以自然療法及中藥配合。結果孩子在半年後，腫瘤轉移顱內，造成眼球突出、視神經壓迫而失明。

後來，輾轉諮詢於我，我把孩子血癌的癌癒計畫、緩急先後次第與他父母分享。三個月後，他們捎來一封信，幸虧接受當時的建議，使孩子的腫瘤得以控制。雖失去了一眼，卻保留了一眼，已屬萬幸了。

全人開發

一九八一年諾貝爾生理學獎得主羅傑．史貝尼教授（加州大學），他的貢獻是發現左右腦除了身體各半的掌控外，竟然有個別的特殊功能，他因此而獲得獎項。

如左腦的功能：語言、計算、觀念性、理論性與分析性的邏輯思考，偏在記憶與理論。右腦的功能：音樂、圖形、空間感或合成性，以及整體掌握，偏重感情、創造、影像活動等。

在這個發現之後，被運用於教育上的，有所謂「全腦開發」「全腦革命」以及胎教。潛能開發的諸多建設性發展與課程訓練設計，無非是希望「開發腦力」，而形成一股潮流。

可以看得到的EQ

爾後，更有所謂IQ與EQ（智商與情商）的熱門話題與專案研究。IQ＋EQ＝全人。二者缺一不可。IQ與遺傳、知識的學習有關；EQ則與後天學習及先天的潛在習性有關。

歷史上許多天才型人物的IQ極高，但行事風格與他人格格不入，個性乖張、善妒、偏差、終日鬱悶、潦倒一生，因此，他的EQ其實甚低。全人是指在全腦的開發後，能夠成爲更加適應環境、更能自我實現的健全人。

從腦神經解剖功能的研究中發現，一般人的大腦運用不到一〇％，即使天才愛因斯坦也用不到十三％，可見人類的腦力開發是無可限量的。

爲了研究潛能，所以利用電流來測定腦中電流所呈現的波形。綜合可知人類的腦波，受到「情緒」「思慮」影響，至爲深遠。大約可分成四種波型，它的特徵如下：

①α波：在意識集中，身心處於放鬆狀態就會出現α波。心情平靜、安詳、放鬆、冥想、靜坐，其他如祈禱、持咒、念佛時也會出現。

②β波：處於壓力緊張，情緒焦躁不安時，或使用鎮靜劑、精神科藥物、安眠止痛劑等，會出現β波。

③θ波：當腦筋模糊、混亂時會出現θ波。

④δ波：此爲熟睡時的波型，或病理狀況，如腦中風、腦瘤等也會出現。

由此可知，潛能的發揮、靈感的顯現，主要都是在身心放鬆之際才會出現。平時如果能常保持α波，實有助於潛能開發以及身心的健康。情緒的處理方面，若常處於困境，或沮喪、低潮、焦慮不安、思緒混亂，則β、θ波最多，這些波無助於情況的改變，反會導致身體免疫功能衰弱及自律神經失調等心身症。

天才的祕密

美國有一位病理解剖學醫師，在他年輕時，千方百計收藏到了蓋世天才愛因斯坦的大腦。心心念念，想藉著大腦解剖學的分析，找出愛因斯坦何以成爲天才，它與一般人的大腦，究竟有什麼差異？收藏了數十年，與愛氏的家人打了數十年的官司，愛氏的孫女兒，要求他償還祖父的大腦。事實上在歷經多年詳密的研究，他並未發現愛因斯坦的腦裡有何特別異乎常人之處，除了重一點外。

年輕的醫師終其一生，守著、藏著愛因斯坦的大腦，以爲可以找到寶藏、發現天才的祕密，其實，隨著天才的去世，他的寶藏也跟著帶走了。

天神的戲法

希臘有個古老的神話故事，記載著：

有一天天神們在天庭開會，眾神商討著，到底要把人類擁有的祕密寶藏藏到哪裡，以免人類找到或發現這個寶藏。

一位天神說：「藏在高高的山上，人類就找不到。」一位說：「藏在深深的海底。」一位說：「藏在地底下埋起來。」最後一位說：「人類非常聰明的，高山他們可以攀爬上去找，海底他們可以潛入打撈，地裡他們可以挖掘出來……我看終究會被人類找到。我想只有一處最安全、最神祕，人類永遠也找不到這個祕藏。」

眾神驚訝，想知道是哪個處所？應藏於何處？神平和的說道：「藏在人類每個人的心中，他們永遠也找不到祕密的寶藏。」

或許天神的戲法，影響直到今日。試看我們的教育，尤其醫學教育，依舊以身體爲主體架構，醫療照顧與關懷也僅是身體層面的關懷。同樣的，世間的價值觀也是以身外的各種財富、地位、功名、學識的累積來論斷。

但是「生命到底什麼才是最重要的？」「是生命的長度，或是生命的內涵？」長短是指身體壽命的長短，內涵則意味著生命中寶藏的認知、掌握與開發到底有多少。

生命本身是身心一體，身是週期的迭變，心是永續的流動。找到「心」的祕藏，生命才會賦予眞正的價值。

潛能開發的處所，不是僅限於物質基礎的腦，而是意識的心。心才是主宰，心的作用、範圍、能力，無法想像。腦並非藏寶的處所，腦只是運用的工具，當心識離開肉體之際，人腦就如電腦拔掉電源一樣，便無法發揮功能、無法操作。

傳統的癌症治療法＋心靈的力量＝共創癌癒十分奇蹟

身體不會思考，內心才會思考。所以用心來訓練與學習，才能讓身體得以改造。我們要如何發現自己？藉由照鏡子可以觀察到自己的外相，但是我們要如何發現自己的內心？「常觀照心鏡，觀心反省」，可以找到自己的心，也可以體驗他人的心境。

一切驅動力量在心，掌握心，即掌握一切。心情可以是正面，也可爲負面，它們都將展開腦內的大革命、生命的大轉變。命相家所言「相隨心轉」「命隨運轉」。其實改命、改運、改相，必從心改起。

何謂腦內大革命

正面心念的情緒（善念、善心）——腦內會分泌快樂的「內在嗎啡」。此時腦波會生成α波型，身體也會呈現鬆弛，血壓、心跳與呼吸均會非常平穩，身體平靜、柔和、美好，猶如魚在水中游，鳥在天空飛，自由又逍遙。

→寶藏開放，歡喜人生。

負面心念的情緒（惡念、煩惱）——腦內刺激後，會分泌「腎上腺素」，腦波也形成β波型。全身肌肉緊張、心跳變快、血壓上升、呼吸喘急、焦慮、緊張、恐慌無比，全身進入戒備的狀態，疼痛加劇、睡眠不安。

↓百病交攻、百毒攻心。

發現内心的第一步驟

找到心鏡來照自己的動力是什麼？

·我的存在，是因爲你的存在。

·我的快樂，是因爲有你的幫忙。

·我的憂愁，是因爲只有我自己的存在。

·我的煩惱，是因爲從未發現他人的美善。

正面者，以忘我爲中心，所產生的各種内心思惟。

負面者，以自我爲中心，所產生的偏差角度、死角與盲點。

探索心靈的故鄉

記得一九九八年，我與朋友一起到西藏參學，對於多年來耳熟能詳的「心靈故鄉」——香格里拉，眞正能夠親眼目睹、親身體驗，有一種百味交集的感觸。原來西藏人的內心是寬厚、祥和與快樂。

這來自於他們的傳統教育裡，代代相傳，「處處只爲自己著想是件痛苦、不夠明智的做法，也是有損福報的。處處都爲大衆設想是件快樂、明智的選擇，是增長福報的」。

在一九五九年，達賴喇嘛尊者流亡以前，西藏的文化、思惟、教化是不爲外人所認識的，隱藏在高聳的群山峻嶺中。至此以後，西方以及現代的資訊更爲普及了解，原來藏人的民族性長久以來，都是最投入「心靈祕藏」開啓的學習，所以被讚許爲「心靈故鄉」的探尋者。原來他們都能將這種「內在探索」，視爲極平常的日常行止。

西雅圖酋長的話

幾乎所有的癌症都由我們的周遭環境所釀成。所以，現代人若能遵循美國印地安人（原住民）的傳統生活方式及思惟，比較不易患癌。相反的，把都市化的一切飲食、起居、生活及思想都取代的原住民，先罹患率也較高。

在印地安保護區裡，西雅圖酋長的話提到：「印地安人的傳統，做任何一件事情，都考量至少七代以上的影響。」所以能與大自然和諧相處、能爲後世子孫多加設想，完全泯除以自我爲中心、唯己是圖的短視、短見，他們的內心，就能如虛空般開闊寬廣。

現代人的多病多苦，顯示「我們似乎很難與我們的內心好好相處」。

我遇見一〇一歲的人瑞

兩千年的夏天，我曾有個機緣探訪新加坡的人瑞——許哲女士。當時她已是一〇一歲的年紀，放下修道院的修女神職，卻以護理專業，從事社會救助的公益事業。

年輕時在戰場上服務，年長之後，轉入協助老人、窮困者與罹病者，直到目前依舊不改其志業。

她雖已是百歲人瑞，但身體硬朗，每天清晨四點起床、靜坐及運作高難度瑜伽操，飲食極爲簡單，作息獨立自主。至今依舊協助許多比她年輕的老人。她外表像是五十歲左右的中年人，完全看不見「老」的痕跡。我好奇的探討其中的祕訣。

她和藹的告訴我，以前的她，也是多病、多苦、多煩憂；直到她開始學習瑜伽後，自己有了很深刻的轉變。

瑜伽是身心合一的本質，透過身體的姿勢、沈穩的調息與心靈的專注，統合而成爲一種修爲方法。經由這種鍛鍊，自然逐漸開啓祥和、平靜的清晰洞察力，找到內心的寶藏，發現一個眞理——「我只要照顧他人，上天自會照顧我」。

我找到了快樂的泉源，原來能念念爲他人設想，而不是爲自己，是這麼的無憂無煩惱、健康自主的體驗。

人家問她幾歲？她說她好像僅有一歲，她不知道什麼是老，她僅僅是簡單的生活，盡力爲人服務，其他一切交給上天。

我觀察到她的起居、飲食，一張小小的板床、幾件拾來的舊衣、一架喜愛的書籍——她盡量生食，覺得每樣食物都煮熟很浪費，營養價值也折損，浪費糧食、營養、能源，更浪費時間。千萬少做這種傻事。

我在她的身上學習，感悟到生命的光、熱與青春不老。

一襲藍、白布衫的德蕾莎修女

曾獲得諾貝爾和平獎的德蕾莎修女，她本是阿爾巴尼亞人，終身服務於加爾各答。我從閱讀她的傳記中，感動莫名。

原來生長在東歐，卻隻身來到這個異鄉，更重要感人之處是，她從自己的內心裡喚起自己的良知。修女原本屬於上帝的慈愛、關懷的實踐者，所以她別無選擇的投入最需要的一群民衆中。走出原來飽受庇護的修道院圍牆，與印度貧苦的民衆共同生活，打破修道院的軌範，踏實去生活、去領悟人間的苦難。

在印度的習俗中，對於死亡或臨終者，都視爲極爲不祥之癥兆，受到家人、鄰居、朋友、社會的遺棄。

然而，死亡前的臨終片刻，卻是每個生命所必經的歷程，最需要家人、親朋的支持。

無奈在世世代代印度風俗的陋規裡，許多的痛苦、無助、悲哀……充滿在城裡城外。她親眼目睹這種悲慘，毅然昇起悲願：「我要服事最小、最弱的子民。」

從青春年華到垂垂老邁，雖然無法再穿著代表修女的衣飾，但她卻以修行者的潔淨、自律，融入印度宿民的樸素。著一襲藍白相織的布衫，走出人間的苦難，安定無數的生靈，發揮在人世間最苦、最迫切需要的時機。她伸出雙手、擁抱民衆、給予溫暖，良善與無怨無悔的照料，令有緣者，能夠祥和走完此生，平靜安心的步入下一程。

她淬鍊人生中所凝聚的一句眞言：「最重要的藥方，就是溫柔的愛與關懷的心。」

或許有人會反駁：「我愛我的家人、擔憂我的孩子、關心我的事業，難道也有什麼過患嗎？」其實也沒有什麼對或錯，只是這些會令你感到憂愁、掛慮、不開心，爲什麼？

凡是只爲自我及我所擁有的一切、所引起的念頭、想法、所做的事情，皆不能持久。只要一中斷，馬上就會被負面情緒所取代，能量就趨於低落。

相反的，凡是眞爲他人，更爲一切平等的生命，所思、所念、所作、所爲……自然充滿喜悅快樂，能量也會持續擴大、增長。

想想看，什麼時候你的能量最高？

心識科學的研究，在最近十幾年內非常發達、也活絡無比。科學家們研究不同的對象，測量他們在各種情況之下，所定的能量高低情況，以及配合腦波及身體所分泌的物質等，得到非常有趣且深具啓發的結論。

當人們處於何種狀態之下，人的能量能夠提昇到最高的階段？研究指出若能處於以下三種狀態，就擁有最高的能量，他們的內心會充滿或凝聚著：

①**自信心**：對自己、對未來，肯定自信，毫無疑慮。

②**慈悲心**、**關愛心**：對他人懷著關懷、悲憫、拔苦與樂。

③**安定心**：內心安定、沈穩，不受外界或內心情緒波動的影響。

這三種內心的狀態是可以逐步練習、培養，至少它提供我們三個訓練內心的標竿。在不斷提昇生命能量時，我們可以看見自己生命內涵的成長、茁壯與逐步圓滿，這是最欣慰的人生經驗。

每當病患或家人被診斷爲癌症之時，心情是不容易調適的。首先相當生氣、傷悲、痛苦，許多負面情緒如潮水般湧入。

若不能適度疏導、逐漸轉化，必然成爲更深、更巨大的傷害，也就是所謂致命的「壓力危波」。當事者或親屬朋友，都必須學習「內在轉化」，把負面轉成正面，再從正面提昇往上述三個目標邁進，則壓力反成助力、危機轉爲生機、病苦轉爲眞正和樂、幸福。

常言道：「路不轉人轉。」人生如下棋，棋子都是死的、固定的，但局面是靈活的、下棋是活動、時刻更變的。

我們的細胞由正常化而癌化，也必然能由癌化馴服成爲正常化。能夠掌握這種「轉化」的運用，就可以開創癌症的奇蹟。

失衡、失序的重建

癌症是人體失衡的狀態，已達到幾乎無法自行再做平衡的情況。此時必須藉用各種方法，以減輕這種失衡的態勢，猶如翹翹板的兩頭，一方已被壓下，一方卻又高高懸起，再也無法形成勢均力敵；左右擺盪的空間及機會，純然呈現一面倒的狀況，此時該怎麼辦呢？

藉著手術開刀，或放療、或化療，以盡速移去一面倒的頹勢，使它的情況得以緩解，讓不平衡的狀況，能夠反倒爲正。但這種情況常是短暫性的改變，因爲各種傳統療法，都是治標之法，並非從癌症的源頭下手改造。

不平衡的情況，不消多久，又會再度出現；這就是所謂的「復發或轉移」或第二、第三個癌症的形成。

臨床上，這種情況極爲平常，也無法預期或控制。我曾經歷，有一位護理人員，在短短四年內，罹患四種不同的癌症，直到他完全徹底領悟，全部放下他的「壓力源」（壓力危波）之後，配合清淨飲食、改善生活作息及對生命的態度轉變，一切才完全改觀、完全康復。

此刻各種輔助性的治療，都可以審慎考量與參考執行，但千萬不要迷信偏方，或各種治療保證、包醫之說，不僅傷財且傷神。

而最根本之計，還是尋找可以合理諮詢的專業人士，從改善「癌症的體質」（致癌的生理因素及心理內在素質）下手。

若不從此處「釜底抽薪」，其他一切都是「揚湯止沸」的計策。開創潛能之門，未曾啓動，康復之源又從何生起呢？

生命力是身心結合之後，所匯集、凝聚而散發出來的力量。這個力量之大，能令人人感動，更能化解時空的隔閡。

身的短暫、心的永續，心何以是永續呢？因爲「心靈」之故。心很靈動、靈巧、靈性，空間無法拘束它，時間無法限制它。

心的本質能夠穿透時空，可大可小、可塑性強。心的特異、靈的可貴，引導我們從時空的舊有覺知中重新認識，如此才能去除對死亡的恐懼，對未來的不確定感，這實在是現代人必修的功課。

時間的盲點——你是直線觀，還是循環觀？

我們一般人對時間的觀察，都是典型的「直線時間觀」，不知不覺中成爲時間的奴隸，無法輕鬆過日子，受到時間極大的桎梏，在忙碌、混亂中，度過焦慮的歲月。

見面寒暄，不是問「吃飽嗎？」就是問：「最近忙不忙？」每當有人問我：「姜醫師，妳忙不忙？」我就回答：「不忙，不忙。」他們都會很驚訝何以能不忙呢？我說你指的忙是哪個忙？是盲或茫或忙呢？我既未眼盲、亦未痴茫，人生充滿生氣，故不會茫然，自然心中也就不忙，我每天都好像在遊戲中生活，像個五歲的孩子般愉快。

對時間若以「直線觀」是有害的，也是現代人的大毛病。搶時間、爭取時間或耗時間、殺時間，盡是兩極化的時間癡迷生活者。尤其面對死亡問題時，若以「直線時間觀」思考，則生命是稍縱即逝、有限的日子；死亡表示走到盡頭、終點。每想到死亡，總令人恐懼、失望與無奈。

倘若能夠生活在「循環時間觀」裡的人，反而會把死亡當做福氣。

為什麼峇里島人辦喪事如喜事？

有次在峇里島，我親睹他們辦喪事的盛況，就像在迎接新生兒來臨一樣。島上的居民，都一致以歡欣的心情，和舉行慶典的儀式，他們充滿歡樂的辦理後事。對於峇里島的人而言，死亡只是生老病死、持續不斷循環的一個環節而已。

美國西北部有一個種族「霍皮族」（Hopi），他們與其他的美國原住民社會一樣，都是生活在循環時間觀中。不論一日晝夜、一年四季，他們相信走了還會再回來，時間並沒有跑掉。

今天未做完的事，或許明天就能完成。今年做不完，也還有明年可以做。這輩子做不完，那就留到下輩子。當我們發現有未來時，事情就不至於那麼糟糕，或毫無進展，一切都有希望。

七〇年代以前，印度北方，在喜馬拉雅山中有一個遺世的世外桃源——拉達克。此地一直與現代文明隔絕。當地的人總是一面唱歌、一面工作，他們有很多自由的時間，過最簡樸的生活，從來不需要用金錢過日子，也不知用手錶算時間。直到拉達克被發展成「觀光勝地之後，現代化的工具漸漸侵入他們的思想、生活中，有車子、有電器用品、有金錢」；其實，現代化原本可使他們節省很多時間，但昔日生活悠哉快樂、知足的拉達克人，竟然變得沒有時間與家人相聚、與親友閒談。原來他們已從生性豁達的循環時間觀，轉變爲現實的直線時間觀啦！

戰爭是不智之舉，抗癌非根本之道

現任美國國務卿鮑爾，本是波斯灣戰爭的英雄，但他在波斯灣戰爭期間，就以不主張輕易出動地面部隊而著名。其實，他本是越戰的傑出軍人，在經歷過肉搏沙場的場面後，對生命格外珍惜。

在二〇〇一年九月十一日，美國紐約遭逢恐怖攻擊前，鮑爾在總統布希外交團隊吃不開，因爲他的溫和態度，不是主流而常遭到排擠，每每重大決策中也缺席，因此早已被邊緣化。

但這次九一一空前災難發生不久後，布希政府卻是由鮑爾出來穩定民心。鮑爾讓美國民衆吃了一顆定心丸，因爲大家知道他能打仗，希望他大事反攻，以怨報怨，還以顏色，連帶伊拉克一併解決。

但鮑爾力排衆議，反對大舉出兵，他認爲伊拉克及阿富汗的人民都已吃盡苦頭，沒有必要再增添他們的苦難，可見鮑爾珍惜的不僅是美國人的生命，也珍惜敵國無辜人民的性命。

當「時代雜誌」訪問鮑爾之際，他表示沒有任何事會讓他措手不及。眞正的英雄是在困難當前時，發揮穩定人心的力量。在一片殺伐之氣中，能有一位悲天憫人的英雄，也是大家之福。

在我的醫療行腳過程中，經常有病患、家屬，或熱心的朋友陪同諮詢，最常被問的就是「對癌症治療的看法？」「應如何選擇？」我總以身體為戰場做比喻，告之化療、放療的影響及後遺症。

我希望自己也能有當年日本裕仁天皇的勇氣，在廣島、長崎被投下兩顆原子彈後，不僅扼止日本當局窮兵黷武的軍事侵略主義，更加能憫念核彈的波及無辜，而無條件投降，終止戰爭，免除日本人在地球上的消失與毀滅。我也期許自己及所有癌症的醫療工作者能有飽爾的悲憫，逢境知進退分寸，愛惜生命，善戰卻不好戰。

當今對於治療癌症的放療及化療而言，猶如殺戮戰場上使用的核武器與化學武器一樣，用藥如用毒，武器無眼，不分善惡，同歸於盡。無辜生命的浩劫是最令人痛惜的。

在傳統三種治療步入瓶頸之際，第四類的生物制劑療法（BRM）、第五類的基因療法，乃至最近幾年的第六類療法——「分子生物靶點」的研發，更是熱門且閃耀。

因為它符合高度的選擇性，不具對正常細胞的毒性，預期可大幅減少對正常組織的破壞，也算得上在治療癌症史上，第一次人類智慧與慈悲的結合。

靈修的潛能

當我把健康之道的實踐法，架構在「三合一」的療法後（清淨的飲食＋簡樸的生活＋豐沛的生命），經常有病患或有興趣的朋友，來與我討論，有關「靈修」的生命問題。

當時在短暫的時間裡，誠難以暢談這個重要的觀念與做法，心想應當營造更好、更恰當的時空來分享。因此，每年在不定期舉辦的生活營或斷食營中，我就利用四、五天的營隊，來深入探討這個議題。

「靈者心靈也，靈活靈現，雖然空間寬廣、時間無限，但心能包含空間，心也能超越時間，與宇宙同存，故靈也。」

「修者，修持、修鍊、訓練，實地操練，觀照學習。」

憑藉著各種現象機遇、情景、人物、狀況，磨礪演練；令心靈更爲平順無所阻礙；劃破時空的界隔，與天地同然，與宇宙同步，達天人合一之境。所謂靈氣、靈動、靈感、靈光、靈山、靈水，或逐漸、或頓時，體認、領悟到「空靈」的本質；空蕩蕩、無著、無塵、無執、無礙、無痕、無跡。

靈修是因爲體悟或證悟「空性」，所以自然能輕易放下沈重的執著，透視緣生緣滅，幻化的假相，眞正正見本質，可達寂靜、祥和的本然。

它泯除一切煩憂、執著、痛苦，如斯轉變的歷程，或快或慢、或漸或頓，均可謂朝著靈修之路邁進。

幾次在國內旅行，會遇到世界各地的朋友，我們促膝閒聊之際，我總在他們身上找到一個共同的目標與信念——「今生來到這個世界，最大使命就是修行」。

其中有好些朋友，都是年輕有爲、事業有成，卻義無反顧放下，踏上靈修之旅。他們並非老邁或惡疾纏身，卻在英姿風華、世人艷羡之刻，捨棄世俗的名利追逐，戮力用功的做內在生命價值的體驗。

當我讀到《僧侶與哲學家》，一對法籍哲學世家的父子，他們的對談與思惟。哲學家的父親，幾十年來大惑不解，何以兒子在大好前途之下，放棄名位，自我放逐到印度、尼泊爾這種物質相當落後之地，剃度修行，成爲一位喇嘛。其實喇嘛的兒子是在從事靈修的工程大業，這是一件相當艱巨的心靈成長。

達到相當靈修功夫之後，或見他們持咒、持珠，或冥想、或祈禱、或禪坐，專注於種種工作。我們無法以外相來詮釋「各人修持之境界」。靈修的程度，唯在日常中，可見到修行者的器度、見識；唯在無常逆旅中，證見他的境界量。

藉著種種靈修方法，或嚴且厲或平凡無奇，能否找回自己身心統合的安頓處，步向內心的安詳？

眞正靈修的感動，是予人予己一種無比溫柔的關懷、飽滿的擁抱，那是透過皮膚、肌肉、血脈、骨髓，直透內心深處的悲憫、關懷與慈愛。

藩離隔閡全然泯除，直截深抵內在本源，與內在生命接觸。那種靈修的錘鍊，所凝成不可言喻的能量。它堅如金剛、柔如流水、清涼如月、溫煦如日，一種無分別、無二念、無條件的釋放，做如不做，如鴻雁飛過虛空，了無痕跡一般，既感動卻了無負擔。

癌症是生命醒悟的棒喝

與癌症共創生命奇蹟

創造者原來是自己，悟透原來本自具足、本無缺少。我們人人本來就有這種創造奇蹟的能力。這個能力的找回，是因爲「癌」的出現，「癌」症的事實，讓自己覺醒，要向內心去開啓祕密寶藏，藉著開創無限潛能及免疫力，讓自己與癌症共同康復，共創奇蹟。

一病警醒夢中人

省悟且明瞭，質能可以互換，能量不滅的眞理。

身爲質，心爲能；身心互換，其實生命總是日日、時時、分分、秒秒、剎那剎那的進行著變化。

猶如現世中四季的迭變，人生是從幼、少、長、壯而老、病、死所經歷的階段，我們人人見到身體物質的改變，由弱而強，再而轉弱。潛能的部分，隨著幼稚、成長、成熟、穩當、平和，能量應當是無上增長。如更年期，雖然荷爾蒙分泌逐漸消滅，但人生的閱歷智慧，卻愈來愈趨沈穩、熟透。又如罹患癌症，身體在各種時期的「質變」，旨在提醒我們「能變」（即心變）的可貴與必要性。

生命的奇蹟是因爲能從另一個角度、觀點、看法中，開創另一條生命軌道。

自我開創一種生命的軌跡，是自我掌握、自我妥善處理，不隨著情緒、煩惱的流轉，而是自我的信心、希望與關懷所選擇的突脫軌道。

奇蹟在凡俗以爲是無法以常理推理或思惟的特例，不按常軌，而以自己無比的堅毅勇氣，擇善固執的執行；從生處轉熟，不斷的練習，造成一種腦內反射性的神經迴路系統。相信百煉成鋼，百次以上的鍛鍊，即使最平庸的人，也可形成自然的軌跡。

因爲少、因爲罕見，所以「奇怪」「稀奇」。有朝一日，人人都能辦到，就是「想當然耳」，所謂「必然無疑」之舉。

盼望有一天，「善待癌症」「善待任何一個生命」的概念，也能夠易如反掌般，輸入人人的腦中，時時刻刻都能存活在無壓的時空中。癌症已非仇敵，更非性惡，能以更自然的飲食起居共創無毒、無害的內外環境。癌症在任何一刻出現，都是生命的一種「棒喝」「省悟」與「家法」。

或平心靜氣去面對癌症治療中的各種療程。

或莊嚴的送別（與癌道別），

或包容的與癌共存；

無論癌以何種面相呈現，我們總能觀照「癌」爲眞理的化身，它是美麗的蛻變（毛毛蟲轉變爲蝴蝶），是慈善的實踐。

因爲癌的示現，讓我們覺醒長久以來對於時間、空間的狹隘格局，對生活、對周遭一切的關懷是那麼表淺、膚淺且敷衍；癌的教化，讓我們從過去滯礙難行、對未來虛幻不實的追逐中全然醒悟。

原來癌症是教導我們「活在當下」的可貴。對當前所擁有的禮物（present有禮物、當下兩種含意）、恩典，不要隨意踐踏。活在每一個當下，就是生命的禮物，念念莫空過。

治療癌症的目標

爲解除痛苦，得到安樂是生命共同的軌則、抉擇。

依此類推，能夠透過各種合情合理的方式，來解除眼前（當前）、餘生、來世，世世生生的痛苦，就是治療最高的目標。

當面對癌症治療時，應如何開創奇蹟？

孩子你已成熟長大

九歲的小女孩，在持續不斷感冒、發燒後，被診斷爲急性淋巴性白血病，即將在北部的某大醫院裡接受長期化學治療。在接受治療前，她的母親帶她來找我，諮詢我的意見。

蒼白消瘦、滿臉病容、靜默的神情，幾乎超出她應有的年齡，或許是經常進出醫院所漸漸蘊成的另一種病童特質，也或許長期的病痛早已把孩童的天眞、稚氣與快樂全給驅散了。

我了解她的詳細病情後，誠懇的建議她的母親，在化療的同時，一定要合併飲食的改變及內心的引導。母親點首同意，並且堅決的表達，她之所以會特地來找我，就是要讓孩子明白，我們所做的選擇，是爲她設想的；因爲外在的誘惑實在太多、也太可怕、太失常啦！

她感慨的說：偌大的醫院裡，一邊是排滿待診的病童，一邊是誘人的速食美食。這邊取了藥，那邊又買了垃圾食物；或者以垃圾食物做爲治療、打針的交換條件。

她又說：其實孩子也不是特別喜歡吃什麼炸雞塊、薯條，他們可是專挑醬料吃。或許治療把胃口弄差了，就偏好厚味、重味的作料。

猶如一邊掃地，一邊丟垃圾，環境如何能整治清淨呢？我明白姜醫師妳是著重根本治療，所以我深信妳能幫助我們。

聽了她的心聲，我爲自己當個醫師，感到無比慚愧。神聖的醫療也敵不住商業行爲的介入，更何況是有違健康方針的示範。我只能欽佩這位有識見的母親，稱「千古獨醒人」亦不爲過也。

我與她們詳談了如何配合在化療前、化療中及化療後的各種食物療法，以及內心的輔導、鼓勵等。並相約至少每半年，我們見面一次，讓我分享孩子的痊癒過程。

每次我們相見，我都會會心的微笑。最快樂、最欣慰的是孩子在整個療程中，是所有白血病病童唯一長高、長胖、長大、頭髮烏黑、臉色紅潤，快樂自信，且沒有任何感染及併發症的孩子。因此在這種異乎常態的康復中，她的療程縮短，化療用藥劑量減少，順利、完全的痊癒了。

最驚喜的是，我再次見到孩子時，她已高及我的耳際，以前我得蹲下來與她談話，如今我們已可以相互搭背而行啦！

用相同的藥，卻有不同的療效，為什麼？

曾發生在美國某大醫學中心，腫瘤科裡的一個小故事：

兩位腫瘤科醫師在餐廳對話。其中一位酸溜溜的抱怨道：「我眞不明白，爲什麼我們用一樣的藥和劑量、同樣的治療時程及數據資料，但我的療效只有二二％，你卻能高達七四％？同樣是用化療來治療，你是如何辦到的呢？」

他的同事回答道：我們用的藥一樣都是Etoposide、Platinum、

Oncovin、Hydroxyurea這四種藥。但你對你的病人說是OHPE；我則告訴我的病人，我給他們的是HOPE。儘管統計數字看來令人悲傷，我只強調我們有成功的希望。

一個醫師，處處想的就是「HOPE」（希望）

另一位醫師，卻僅考慮姑且一試「OHPE」（黑白用吧）

HOPE達到七四%的療效，OHPE僅有二二%的療效。

其實生命的眞義，就是充滿無限的希望。

「希望」若存於腦內會產生質變與量變；「希望」若存於心中，會產生無限的能變，潛能的無限開創。

我在累積許多從重病中康復的朋友資料中，看到他們幾乎都具備滿分的信心；對自己、對自己的主治大夫、治療的方法、對自己精神的信仰，亦復如是。

十分奇蹟

曾有一位罹患胃癌的朋友告訴我她的經驗：「不論什麼困難、挫折或痛苦，我都必須設法克服。唯有經過煉獄的考驗，我們才會接觸到內心眞正的自我。」我與她分享，能眞正認識自己和自己的信仰，了解生命中什麼才是最重要的，這就是我們開始了解自我內在寶藏的歷程。

也曾遇到一位乳癌病人，她本來非常在意她能否保留完整的身體，爲這個切除乳癌的抉擇很痛苦。爾後，經由逐步的分析與引導，突然她若有所悟的告訴我：「我要生起很大的感恩心，感恩癌症。是癌症的出現，讓我由外表的熱愛中，了解內在自我的無價，即使失去了乳房，我仍然是個熱情的女人。我已經學會超越束縛的方法。」眞的，在最悲慘的命運中，常會出現最幸運的轉機。

姜醫師衷心的叮嚀——接受癌症傳統治療前應做的準備

對於即將接受傳統三種治療的朋友，我建議可採取這種前行的準備，以創造更佳的治癒力。

①**盡早準備治療的心情**：充滿對自己康復的信心、對醫療團隊的信任心、對此次醫療的抉擇無有任何疑慮、對自己所信仰的宗教，以祈禱或冥想的方式，與神對話、與佛菩薩祈請，祝福所有協助自己康復的朋友，都能在冷靜、祥和、愛心中完成使命，令自己早日康復，再來回饋社會，利益大家。

②**盡早改變飲食生活習慣**：既然明瞭癌症有七〇%是由於不良飲食及生活習慣所導致的，今既準備接受治療，治療後就是一個幾乎正常的個體，應以正確的飲食生活法則，來避免癌症的復發及轉移。千萬不要以為治療後，就可以回復往昔的日子，那麼復發、轉移機

會就大幅度昇高。況且治療前即有所改變，對於手術、電療或化療的效果，都有相加成的療效。

③**感恩癌症**：讓我們學習到許多內在眞實的事物與生命價値。因爲癌症而轉換人生的視野與角度，看見自己的盲點與死角。雖然可能失去了有形的臟器及身相，卻超越了有形的束縛，眞實、勇敢面對生命的內涵、本質與永恆。

④**回歸三合一的生活**：不論接受手術、電療或在化療之後，回歸三合一的健康痊癒法是絕對必要的。

當不能手術或化療無效時，如何再創奇蹟？

——發揮與癌共存的空間與眞心的關懷

愛的能量

癌症徹底改變我的人生，我決定要好好活下去，此刻突然清楚明白，什麼才是最重要的——「開始專注的學習康復」——從最基礎的改變飲食習慣，回歸簡樸、規律的生活習慣，學習照顧自己存活的意義。

我開始問自己：「我是誰？我爲何而來？」在得知罹患癌症之前，我全神貫注，一切都屬於「外表的」。我從追逐外在需求，而轉變於專注我的內心世界，我開始學會「反省」「自我內觀」。

既然腫瘤無法離開，它要跟隨著我，既然它是我身上的一部分，那就應當全然接受它的存在；「與它和平共存，友善相處，甚至感恩它的示現，開啓自己許多潛能」。

其中最不可思議的潛能是「愛心」。熱情的關愛是宇宙間最大的力量，也是所有良善的吸磁石。它會吸引著幸福、勇氣、喜悅、寬容、滿足與健康，製造大量的腦內嗎啡，增強並保護免疫系統；它會馴服癌細胞，讓它逐漸正常化，以愛的力量來化解。

沒有什麼困難是　愛所不能克服的
沒有什麼門禁是　愛所不能打開的
沒有什麼深淵是　愛所不能過去的
沒有什麼圍牆是　愛所不能推倒的
沒有什麼過失是　愛所不能彌補的
沒有什麼仇恨是　愛所不能化解的
沒有什麼疾病是　愛所不能治癒的

那把屠刀到哪裡去了

明清之際，有一個屠夫，他畜養了幾隻牛，當天下午他在磨刀房裡磨刀，牛圈裡，小牛依偎在母牛身旁，似乎牛媽媽知道明天的下場，對孩子極爲不捨，畢竟牠還幼小，正是一切都得好好學習的時候，自己卻無法盡到母親的職守，而面臨被宰殺的命運。

突然門外有訪客，主人放下手上的刀子，出去招呼客人。半晌工夫，主人回到磨刀房，只見磨刀石，卻不見刀子，東尋西覓，未見刀影。

走到旁邊的牛圈察看，發現小牛不見了，後門也開著的，他不明白到底怎麼回事，只見地上有一點一點的血跡，於是他依循著血跡追逐而去。血跡在鄰居王家就止住了，他心中盤算、猜測，難道老王趁我不在，帶走小牛不成？

正想破門而入抓個正著，不待屠夫開口，天性慈悲的老王就問他：

「你來找小牛嗎？是否明天要屠宰小牛賣個好價錢呢？」

屠夫說：「明天要殺母牛，母牛老了不中用，不能做事，殺了好賣錢。小牛再養幾年再說吧！」

好奇怪，我家小牛爲何會跑到你這裡來呢？不但小牛不見，連我謀生的屠刀也不見了，你有沒有看見呢？老王明瞭了前因後果，一念不忍，就告訴屠夫，他想把母牛及小牛都買下來，不論開價多少都不要緊，當然也包括那支不翼而飛的屠刀，也算在一起。老王果眞花了不少錢救贖了「母牛、小牛及不知下落的屠刀」。

屠刀到底在哪裡呢？當天晚上母牛、小牛都被安排在老王的牛圈裡，虛弱無比的小牛，疼痛的呻吟，母牛疼惜的不斷用舌頭安慰小牛，因爲只有母牛才知道、且親眼目睹屠刀的下落。

老王只是一團疑惑，一片慈悲、收留、搶救且畜養牠們母子。時間逐漸過去，小牛也漸漸康復、茁壯，像是沒有遭遇災難般，甚至取代母牛的沈重工作，讓母牛可以安養老年。

老王也逐漸老邁，臨終前，他把兒子叫來，囑咐他一定要好好照顧這對母子，不可隨便殺害牠們，除非牠病死或壽終，方可剖開。

老王說，我心中對小牛始終有個疑惑，因爲多年前的救牛之事，但屠刀始終未見水落石出，倘若小牛臨終你要小心剖開，查看明白。小王秉承父親的厚道護生，一直畜養著兩隻牛，直到小牛也年邁體衰，自然亡故。

他把小牛剖開腹部，在胃部地區有一個堅硬的包膜，用刀子剖開一看，「一把銳利的屠刀」，被包裹在相當安全的位置裡。

此刻他豁然大悟，昔日的一幕「小牛吞刀以救母」，活靈活現的重現他的腦中。後來，是小牛不忍母牛遭到殺害，捨身忍痛把屠刀呑入腹中。

經過多年，刀子原是殺母的凶器，卻在小牛的孝心、老王的仁心、母牛的愛心下，凶器在胃中轉化，且與小牛共同相處，直到牠壽終爲止，相安無事，共存共榮。

我舉這個動物尚且有孝心、慈心、天地也有化育之功，以共同譜成這段深具意趣的史實。多少位與癌共存的朋友，他們都是再寫再譜「善待癌症」「與癌共存」的奇蹟。

老法師的意外驚喜

法智師父是高雄一座古剎的老法師，大約三年前，愛護他的弟子，在師父的生日當天，送給了師父一個意外的驚喜，那就是安排住院接受全身的健康檢查。一週後，報告出來結果令人相當驚訝，老師父的肝內有兩顆不小的腫瘤，當時胎兒蛋白也已升到七～八百單位左右。醫院診斷為「惡性肝臟腫瘤」，所謂的「肝癌」。

弟子詳加細問，接下來應該如何處理，各種偏方、祕方、開刀、栓塞、化療的建議，隨著關懷而增多。最後他與一群僧俗弟子也來找我，徵詢我的想法及治療方式。

就這樣的一面之緣，老法師聽完我的分析與建議，他老快人快語的抉擇，我們就依照姜醫師的指導法，孩子你們回去要勤力學習，多加請教，我也全力配合，學佛的人，本應對色身淡然放下，活著就用，死了就走；

活著可用就好好發揮，不能用就絕對捨棄。

就這樣從一個月一次的就診，到兩個月、三個月就診一次；他的胎兒蛋白由七～八百，曾飆至一～兩千。

半年後，逐漸穩定下降到正常的範圍。他聲洪如鐘，氣色如虹，每每在候診室總會聽到他與病友們談著，宛如開演一席法會般，他總是不吝惜的鼓舞年輕的或年老的朋友，對生命的認識。

由於他豁達的本質、開朗的天性、果斷的抉擇，他的身體狀況從病態虛弱中，全然蛻變、超越出來。經常慷慨的分享由飲食改變的苦樂談，由當初習慣改變的不容易，到如今習以爲常的自在。

最後一回他問我，這次檢查肝的狀態如何？我回答道：影像似乎比往昔柔軟，硬度減弱，形狀減小些。

老法師說：一切都要感恩衆生、感恩佛菩薩，一切都要爲利益衆生而走下去，才能報答無比的恩德。

肝癌雖然仍在他的肝內，但是他揮舞的生命，比往昔更加有力；釋放的熱忱，比往昔更加的熾熱。或許有力的生命與熾熱的慈悲，融釋了癌的昔日本質。

當身體衰敗已無法改變，又如何開創奇蹟？

——瀕臨死亡的覺受與內心的轉化

佛陀的教育，說明死亡是脫下一件破損的衣服，死亡不是結束或終點，死亡代表另一期生命的開始。所以臨終者或陪伴者，應當充滿自信心、充滿旅行的願景，以無限的慈悲與愛去實踐。這是信、願、行的生命旅行資糧。

臨終關懷是啓動生命能量最佳的時刻

能照料臨終者，全然是一種福報；伴隨病人的過程，也讓自己歷練「內心的功課」，進而走入生命的軌道中，得到非常豐碩的經驗與生死的學習。靈性教育與靈性照料，在醫療專業領域裡，非常、非常的匱乏。醫療教育所培育的，限制於「功能性器官」的支助，要能涉入病人受苦的經驗談何容易？進而體悟病人在重病世界裡存活的點滴，就更爲困難啦！

安寧病房應爲「靈性啓動病房」；安寧照料，應爲「靈性照料」。因爲瀕臨死亡，必然會啓動靈性。

我在臨床上每每遇見家屬再三叮嚀我，不要告訴病人實情，但我卻情不自禁的引導病人，看到死亡的焦距已貼近眼前，他的另一扇門即將打開——內在心靈的解放，另一種新生命即將孕育而成。

我常勸說：應當感激這個老機器被我們使用了一輩子，現在就要功成身退，鼓足全力，平靜、安詳，無所畏懼的迎向另一個生命體。

死亡不是感傷，而是感恩祝福。當談話至此，病人、家屬都會熱淚盈眶，因爲我眞心的打破這個錯誤的僵局，用愛心融釋了彼此心照不宣的沈默，避免錯失了求生的希望，遺留下永恆的追悔。

宇宙間蘊藏著許多不同種類的治療方式，除了傳統的三大方式外，其他如清淨的飲食、優雅的音樂、新鮮的空氣、節律的按摩、輕鬆的運功、充足的睡眠、朋友的關懷、家人的疼愛、團體社會的和諧、內在的修爲，都引導、指向開發潛能的祕藏，也意味著開啓療癒的遠景，生命的路是永遠走下去的。

希望（願景）與信心永遠是我們存活的指南針。沒有任何一個片刻是絕對失望、絕望或失落的。衆生（生靈）的痛苦是源自對未來沒有遠景、沒有希望、沒有生存的樂趣，全部被恐懼、失望、落空所吞食。

若能帶給有情永不褪色、永不棄捨的承諾，那是無比欣慰的生命泉源。

心靈比身體還要重要。因爲疾病和死亡都是隸屬於生命週期的一部分。這個週期牽涉到有形的身體和情緒化的心。

我們不可能永遠避免疾病及死亡，但生命中最可靠的支持，就是營造一個更祥和、更沈穩、更敞開的心。在這種狀態下，就能夠協助自己，坦然接受在生命週期中各種變化的樣貌。

古老的心靈智慧教導與近代科學、醫學的相互結合，必能讓身心更爲融合，帶給大眾更高的生活利益及生命品質。

第III部曲

生命至情的圓滿啓示

——擁抱癌症經驗分享（案例示範篇）

〈前言〉癌之初，性本善

「癌有相當兇惡的外表，但卻給二十一世紀的人類，最深妙的學習。」癌化是人類對自我、環境、蒼生，無情殘害的結果。善待癌症是「轉化」的契機、逆轉的動力、慈悲的接軌、生命的再拓展。

癌症是一位良師益友、上帝、天使或佛菩薩的化身。它以不同的面相、多元的角度，來啓發人類，尋求眞正的「內在和平」「內在價值」「和諧的生活空間」，以掌握眞理、眞情的悟處。

回歸「人之初，性本善」「癌之初，性本善」。在「善待」的學習中，「仇人才是自我轉化最佳的對象」。因爲善待癌症，我們更會善待自己、家人與生命。

我的心肝寶貝

——相館老闆的寫眞集

這段期間，我也不斷鼓勵他把握今生有限的生命，好好從事靈性的修持。他從完全外行的民俗信仰，藉由我們所舉辦的斷食營活動，一次又一次，他蛻變了。

林先生大約六十歲左右，從事洗相片工作已達四十年。三年前因耳鳴聽力減弱，而發現末期鼻咽癌，當時已蔓延到肝臟。住院接受鈷六十的放射線照射後，呑嚥極爲困難，耳朵的聽力也受損，終日不離水，也得配戴助聽器以輔助聽力。

同房的病友都接受化學治療，但他很猶豫，眼見病友的癒效並不理想、且醫師也無法予以治癒的保證，他很徬徨無助，左右爲難。

孝順的女兒，從美國趕回探望且告知，應從飲食調整，停止沖洗工作、離開化學藥劑的污染，並推薦他來找我看病。第一次在診間，他把這段因緣向我述說。

感恩肝寶貝

爾後，三年來，他從飲食改變著手，體力逐漸恢復，我們多次談到「肝內巨大的腫瘤」到底要如何處理？我誠懇、翔實的爲他分析治標與治本的重要性，倘若沒有健全的免疫力，我們又如何承受威力強大的化療呢？

從飲食由肉食完全改成素食，他們夫妻向政府租賃農地，耕種麥草、蔬菜，由典型商人轉變成都市的農夫；在體能更加康復後，甚至在山上建造一間小木屋，可以遷居郊區過更自然的生活。

這段期間，我也不斷鼓勵他把握今生有限的生命，好好從事靈性的修持。他從完全外行的民俗信仰，藉由我們所舉辦的斷食營活動，一次又一次，他蛻變了。

本來對身體的嚴重罣礙，經認識到生命的眞實面貌與虛幻的假身，變成慈祥的笑容、敦厚的行誼與熱忱的內心；從隱蔽他的病情，到勇敢的向許多不認識卻有緣的病友，敘說他與癌共同快樂、健康生活的經驗。

每三個月我們會見面一次，不但看看他，也看看他的「心肝寶貝」。肝寶貝依舊別來無恙的住在那裡，他的各項功能都超乎平常得穩定，若不去探視「肝」，根本不知道身上還攜帶著一個寶貝呢！

眞實的心路歷程

我有次問他，三年了這樣漫長的時間，癌症對您有何啓發？他告訴我，只有一句話：「感恩。」感恩這種奇妙的因緣，若不是「肝寶貝」，他無從與姜醫師認識，也不知道、更不會探討清淨飲食與接近大自然的生活對一個病人的重要。更加感恩的是，一次次心靈的成長，那更是金錢難買、無法計算的珍寶。雖然人人都說「癌」好可怕、好可惡，但他覺得他的肝寶貝好可愛、好善良、好溫柔，從來沒有讓他感到疼痛、反胃、睡不著，所以他好喜歡與癌症病人及家屬，分享與欣賞癌的另一種觀察。

雖然幾位醫師都勸他接受化療，但他一一婉謝，想到與他一起住院治療的病友，他們幾乎都已經……爲何他們不能聽我的勸告呢？

「姜醫師，在我有生之年，我願意盡我的生命，來布施、來勸導有緣的人應當善待癌症，我願意永遠成爲您的義工，宣揚健康之道的妙處。我每天無時無刻不活在充滿感恩的情境中，眞的感到無比的滿足。」我們兩人相擁落下感恩生命的熱淚。

最近他告訴我，自從電療後，味覺、嗅覺、聽覺全部失靈，鼻不聞香臭，舌不辨酸甜，耳不覺聲音，體力衰弱；但是努力改變飲食、生活及信仰後，眞是奇妙，除了聽力差一點外，味覺、嗅覺、體能都康復了，他對生命充滿了無比的信心。

代腫瘤皈依，送歸安樂邦

我與何伯伯相識於年少時，卻因「膀胱癌」的因緣而交心十三年，截至今天，我們仍保持每月見面一次，十多年來，他一直維持健康的飲食生活模式。

由耳順步入從心所欲之年的他，除了少許斑白的鬢髮外，滿面慈祥的笑容，一串晶瑩透亮恆不離手的草菩提念珠，不時綻放如金剛般堅固的安定力。昔日沙場上的飛將軍，如今是心如金剛的老菩薩。憶及當年泌尿科醫師凝重且悲觀的預後，在每年例行的膀胱檢查中，早已見不到「癌」的跡象，更在「善待癌症」的心念中，轉化爲祥雲。

何先生六十三歲退役軍官，退役之後發現自己罹患糖尿病，糖尿病乃爲全身性代謝失調，因此之故，何先生經常會出現各種身體不適的現象。

因爲何先生本身精於歧黃之術，故平常亦自行調配處方以治療。直到某日登山期間，發現小便呈現血尿現象，起初當做中暑、勞累，或膀胱發炎，或攝護腺腫大故有血尿，並未進一步檢查。二～三年之後，腎功能逐漸有衰退癥兆，且血尿斷斷續續，雖用過許多藥亦未見痊癒。或許宿緣所追，所以何先生前來桃園找我診治。經過仔細分析，很快的就診斷是膀胱癌。當時他已是位老蓮友，修持精進，但一聽到自己身上長癌，亦爲一種震撼。

住院期間，我與何先生及何伯母談得很多，最後他決定選擇自然療法包括自種小麥草，自己培育各種新鮮芽菜，主食改以糙米、五穀飯，自製全麥饅頭，完全斷除肉食，提高含鉀食物攝取，斷除攝取額外的油脂及鹽分。修持方面，除自修外，每週舉行家庭式念佛，我聽到他的抉擇，由衷的敬佩及感動，一種勇者不懼、智者不惑的神情，油然生起，默想何先生當之無愧。

此後一年間，我們經常透過電話聯繫，其間他依舊不定期出現血尿，一有血尿，他的情緒就較不平穩，當我覺察到這個事實後，建議他再次住院，一方面接受追蹤檢查，另一方面也需要做整體總評量。

其實我內心計劃著，像他這樣世間少有的智者、勇者，在膀胱癌的陰影下，因爲「血尿」的呈現，信心依舊受到動搖，豈不太可惜嗎？應當給他更長一點時間，重新建立對「腫瘤」的態度、對疾病的觀照，他滿心歡喜的接受我的意見。

找出病因

在例行住院檢查中，發現膀胱內有兩處腫瘤，我建議他接受開刀，他則投以又驚訝又疑惑的眼光，詰問我：「姜醫師妳何以有這種想法？妳不是一向提倡自然療法，並不鼓勵病患開刀嗎？何以如今顛倒錯亂至此呢？」我告訴他：「因爲您的心中一直存在著膀胱癌的陰影及心理壓力，雖然您已力行實踐身心一體的自然療法，但仔細觀察您的日常生活，依舊很在乎血尿的發生，依舊不斷尋找治療的處方草藥，表示腫瘤依然是您的大患。與其爲病所累，不如懇勸病灶早日搬家。」

他聽後更爲疑惑，到底是什麼含意呢？他希望我有較長的時間能爲他解除疑惑。週末下午我邀請他們夫婦及子女，前來我所住的草房，我親自調配午餐與其結緣，並於午齋後齊聚山上念佛，他們如期前來，清淡簡單的午齋，愉快進餐。餐後我們談到對腫瘤的態度及對待疾病的自處之道：

健康與疾病的關係，若從物理科學來看，健康表示身體能量充沛，處於高能階狀態；疾病表示整體能量減弱，處於低能階狀況。若從醫學上觀察，疾病之初是功能的障礙，疾病之末是細胞變性、變形，器官破壞。

若從營養食物攝取上分析，會導致細胞變質者，經常攝取高壓力性、酸性、變性、惰性食物，即是高蛋白質、高鹽分、高油脂、高糖分、低纖維、高精緻化、高度加工再製品所致。若從精神層面分析，乃受到種種內在、外在壓力或壓迫，有苦不得疏解所致。綜合而論，疾病代表我們身體環境的染污，細胞長期處在這種環境中，逐漸變化。細胞器官猶如我們所養的孩子，健全的環境，細胞子弟個個成材；污染的環境，細胞子弟變樣、走偏差。

因此追根究柢，生病、長癌，孰之過也？有病的細胞器官這些壞子弟就該丟棄它、厭離它嗎？我們應該試圖改造環境，好好誘導，盼望浪子回頭，癌細胞、變性細胞能回轉成正常細胞，重整並重建健康。因此我們首先要建立信心，不要放棄有病的身心，只要好好改造環境，假以時日，就是癌症也可痊癒，試想天下的父母，何曾放棄過他們的骨肉呢？

其次我們應該「深信因果」，所謂「深信」者即是肯定因果通三世。歷史上唐朝悟達國師與其人面瘡的眞實經驗，悟達國師十幾世高僧的修持，人格幾近完美，只因皇帝贈以一張沈香法座，引燃藏識中「慢心」火種，冤家有了報冤的機會，臭穢醜陋的人面瘡對一代國師而言是多麼殘酷的果報，若非羅漢慈悲三昧的法水，怎麼洗滌千年的怨怒仇恨呢？

佛陀常告誡弟子，「萬病都因殺業起」。吾輩理當深信佛陀的聖言量，假使百千劫，所做業不亡，因緣會遇時，果報還自受。疾病不論大小輕重，有因無因，其實均爲三世因果，自當痛念往昔所造種種罪業，戒殺茹素以轉因果，懺悔業障以消災難，從罪根斬除，方能除病根。善待腫瘤，經常觀照，疾病腫瘤也是我身體的一部分，和平共處自他二度，給他一個好的環境，盼望他能回頭。以病苦爲師好修行，嘗不聞「修行要帶三分病」嗎？

今天我勸您接受開刀手術，並非違反我們的自然之道。您是用功修行的眞佛弟子，眞心誠意，但是卻要有自知之明，我們靜心觀照自己，屬於哪一類型。

屬於第一等人——身心放下大自在，空假圓融行中道，不求中西醫藥，對疾病腫瘤所產生的一切現象，加諸身心的苦厄，均能觀照，萬法皆空，不爲所動搖。

或者屬於第二等人——視腫瘤疾病爲己出，盼浪子能回頭，法效菩薩列位修行，從飲食、起居、起心動念，重新整頓，還給身體一個清淨的環境，藉茹素、戒殺放生、懺悔禮拜念佛，漸次力行菩薩道。在疾病治療的處置過程中，應當興起無限悲憫心，或小如切片檢查，或大如開刀電療，絕對剷除與腫瘤敵對、殺害，置之死地的霸道思惟及做法。

今天我勸您接受開刀，絕不是要去除膀胱內的腫瘤，而是誠懇勸您，依情理觀想，不希望腫瘤長久住在我們臭穢的尿包、污穢之處。我們現在齊聚一堂，念佛誦經，爲腫瘤說法，代腫瘤皈依三寶，念佛送腫瘤往生西方極樂世界，願今生所做一切功德均迴向給它——膀胱腫瘤——我生命中的一部分。

何先生及其家人對這番始料不及的安排，相當感動，尤其何先生本人，從其至誠懇切、滿懷悲憫的念佛聲中，他必然找到善待腫瘤之道，必然悟得安心安身之法。隔天上午，他平靜安詳的接受手術，在全然有知覺的半身麻醉中，他自始自終，清醒的、安忍的、專注的念佛不斷，只爲一心迴向給他的另一個生命，悲切的送他往生西方。

兩次大病

由於第二次重病是人人聞之色變的絕症——癌症，起先許先生跑了多家醫院檢查，當時院方多認爲他肝功能不好，又是大型肝腫瘤，還有肝硬化的問題，不宜開刀，以致他當時以爲已活不了，周邊的人也認爲這回可能必死無疑！

雲林科技大學許主任在一九九二年十月、一九九七年五月間，兩度生了場大病！第一次是肝膿瘍，第二次是惡性肝腫瘤，即肝癌。

當第一次生大病時，肝腫大了十五公分，導致肺積水，壓迫全身神經，身心之痛難以言語形容，只感覺度日如年。

出院之後，只是依照傳統飲食習慣大吃大補，像是海鮮、雞精，還有他最愛的爌肉，讓他在短短幾個月內，體重從五十八公斤，恢復到病前七十四公斤的水準。當時並沒有人提供他眞正健康飲食的建議，他自以爲一切都很正常，也恢復健康，所有作息便又回復到病前的習慣。

大約五年之後，他又大病一場，這回是惡性肝腫瘤，肝腫瘤的直徑達八公分，肝癌指數胎兒蛋白高達一萬多，而正常値應在二十以下，接受長達八小時的手術，肝右葉切除四分之三，只留下寶貴的四分之一。不過，這一次許主任自覺福報特別大，他做了兩項重大的改變。

第一個改變是，當檢查發現腫瘤時，他辦公室的同事立刻建議他改變飲食，並提供我所寫有關生機飲食的書籍與錄音帶，學校護士也提供許多癌症病患實踐生機飲食康復的見證。

感到死亡逼近的許主任，想到家有高堂、妻兒，責任未了，昇起強大的求生意志，當下決定改變飲食方式，決心成爲素食者。

第二個改變是在檢查發現腫瘤後一個星期，可能因緣具足，許主任參加了鳳山寺一年一度的浴佛法會。這是他一生中第一次參加浴佛法會，法師開示指出，如果是四大不調感得的疾病，應速覓醫治療，並以業果的

「果報現前」，囑咐及時誠心懺悔、行善放生，爲癌菩薩好好的皈依，則情況或許會有所改變。

自此，許主任的心念有了一百八十度的轉變，不再怨天尤人，從此產生不可思議的信心與力量。

讓癌不再復發

由於第二次重病是人人聞之色變的絕症——癌症，起先許主任跑了多家醫院檢查，當時院方多認爲他肝功能不好，又是大型肝腫瘤，還有肝硬化的問題，不宜開刀，以致他當時以爲已活不了，周邊的人也認爲這回可能必死無疑！

不過，碰上好因緣，許主任不只遇到好醫師治療，手術相當成功，也認知到醫學界的報告顯示，肝癌病患五年存活率只有四十四%，如果沒有好好留意、細心調養，可能很快復發；因此，手術後他決心在飲食上徹底改變，不僅要離開復發的恐懼陰影，更要使身體眞正健康起來。

術後一年，他依照我《健康之道》這本小冊子所寫的方式，盡量採用生機飲食、自己培育苜蓿等芽菜、自製回春水，採用五穀雜糧。許主任的雙親也為了愛子的健康，配合季節種植青菜，包括地瓜葉、青椒、秋葵、紅蘿蔔、紅甘蔗、小麥草以及各種水果，他們不施化學肥料、不灑農藥，種植有機蔬菜；為了保留其中的營養成分，他盡量生吃。

起先家人並不能認同，調侃他是「生番」，經過他的說明，也看到他身體情況愈來愈好，不但接受他的吃法，全家人也都跟著吃起生菜來，還經常讚美好吃。看到兩老體會到生機飲食的好處，並發心種菜，令許主任好感動；秉持「吃好道相報」的理念，將雙親所種的菜拿到學校與同仁分享，也獲得不錯的回響。

除了飲食的調養，許主任將自己愈來愈健康，也歸功於人生觀的改變，讓心靈獲得提昇，了解人生眞正的目標在哪裡，於是他經常擔任義工。

從此正常上班

由於自己的信心，許主任在開刀後第七天出院，出院甫一個月就恢復上班；後來回院檢查一切正常，身體狀況比未生病前來得更好。

這一切他認爲是飲食、生活正確，因爲他住台大的病友，雖症狀較輕，但沒有改變飲食、生活，出院半年就過世了；另有幾位熟識的朋友，病況不比他重，發病沒多久也都走了。這讓他體悟到病是不留情的，靠醫藥也不是絕對的，依他的親身體驗，從飲食下手更是根本之道。

在農藥、化學肥料、食品添加物充斥的今天，要吃到有機蔬菜很不容易，能吃到是種福報；吃生機飲食的好處多多，但必須要有耐心，更要發心去種植、推廣。

許主任自認爲是生機飲食的實驗者與受用者，他也十分感恩於父母以七十幾歲的高齡，響應日常師父的理念，登記加入「福智文教基金會」的慈心農場，恢復古老的農耕方式，自製堆肥、人工除草、種植無農藥、無除草劑、無化學肥料的有機蔬菜，雖然辛苦但也心存歡喜，所爲無他，無非因爲這是救人救己的事業！

種一顆棗子樹

俗云：「人到無求品自高。」一般人所求無非延壽、無非名利；老媽媽以及理智的家人不求什麼，只求心靈安詳、品質優質，天必從人願。

上海十里洋場，早已可媲美巴黎的時尚、紐約的前衛，此時的台北，可能僅是上海市郊的一景。「上海幾年內的劇變，令人眼花撩亂。」無法想像一位久居上海的朋友，這樣描述的說。

在上海淮海區，有一家有機餐廳——棗子樹，「棗子樹盼您早吃素」。店家老闆宋先生、曾女士，由台灣西進上海，不純然爲賺錢，而是爲了生命中曾有過的感動而改變工作。

原來十年前，他們是房地產公司派駐上海的主管，宋先生的老媽媽罹患肺癌，因爲發現時已瀕臨末期轉移，醫師的經驗評估最多不會超過三個月的光景。

此刻選擇任何積極性的治療，對於一位八十多歲的老太太，都是很大的打擊及摧殘。親友、子女都不忍，但卻也不知如何是好？

植入新觀念的開始

一位好心的人，轉介她來找我看診。慈祥卻軟弱的老人，由幾位家屬陪同而來，我幾乎被他們的孝心所感動，因爲他們在老人家面前毫無任何掩飾，唯一的盼望是能讓老媽媽生活品質優質化，心靈安詳無掛慮。他們並不以母親的長壽爲最終且最大要求。

知己知彼、句句眞實，不必拐彎抹角、單刀直入、契中要處。老媽媽完全能接受「護生、放生、勿殺生的主軸思想，具有飲食養身、淨食養心的環保概念」。

又因爲她本來就是個虔誠的佛教徒，所以在原本的念佛、茹素中修持，再添入對苦難衆生的救拔。在治療中，我詳細與她分享如何協助我們多生多劫的親人、眷屬度過苦難，以此利益來增益我們內心的潛能力量、福報功德（這是「蒙山施食」——自他相換法）。從她的目光中流露出無比的慈悲，我深信，憑她的老婆心腸，必能夠如願以償。

俗云：「人到無求品自高。」一般人所求無非延壽、無非名利；老媽媽以及理智的家人不求什麼，只求心靈安詳、品質優質，天必從人願。

就因這種力量的驅使，全家的飲食習慣、生活態度，隨著老媽媽，由台灣到上海都一致的改變。

後來，雖然她在平靜、安詳、喜悅中往生西方，但這已是在她肺癌病後的整三年了。

孩子爲了紀念母親的這種恩德，以及清淨有機飲食對世道人心的改變，自己的事業也改變了。

他們把更具預防性、更具防癌性、更具環保性的飲食觀，落實在中國的廣大土地上，種下了這顆「棗子樹」——盼您早吃素，來紀念母親的身教與示現。

關愛是無法捉摸的東西，它以各種方式進入醫病的關係中。關懷、愛心，可以讓病痛結痂並痊癒，也可以安慰、平復受創的內心。愛的工作就是——創造奇蹟。

媽媽的腫瘤消失了

帶著半信半疑的心，前往全然陌生的深山中，和母親共度了難得的一星期，彷如回到幼年時光。人到中年還能睡在母親身旁是多麼幸福的事，而他整個生活、飲食觀也在此時有了一百八十度的轉變。

大約四年前，警察大學林教授的媽媽發生了一場小車禍，原以爲只要休息兩天就好，沒想到卻是一場健康革命的開端！

騎著單車出門的林媽媽，被一位騎機車的莽撞妙齡少女給撞倒，天性體恤、寬宥的她，以爲自行在家休養個幾天就好，不怎麼在意，並且原諒了這位在驚慌中不斷道歉的女孩；不過，幾天後，被撞到的胸口仍隱隱作痛，找人推拿的結果是傷處疼痛加劇。

林媽媽慌忙去找醫師做超音波檢查，希望能對症治療以減輕痛苦，醫師在檢查完畢後的建議則是，轉診到較大醫院再做更縝密的檢查。

遵照醫囑到台北轉診的林媽媽，看不懂英文診斷書，其實，在診斷書上已載明她的肝臟有一顆約「二點六公分×二點六公分」的腫瘤，因爲她不識字加上醫師善意的隱瞞，所以並不知情。

為是否動手術爭辯不已

緊接著便是一連串的檢驗，讓平常身體健康的林教授見識了什麼叫恐慌！他原以爲人長腫瘤和一般膿瘡沒兩樣，稍加治療、處理就沒問題；但也矛盾的想到，若好處理，原來的醫院何必要他們大費周章得轉診？

猜想情況可能非同小可，他一方面請教主治大夫，另方面也向學校校醫請教。兩位醫師口徑一致的爲他解釋腫瘤成因、可能的結果和嚴重性，以及手術後的狀況，還有無論手術是否順利，頂多只能延續一年半載的生命！

這個消息對林教授來說，實在是難以置信，但卻是出自他最能信賴的醫師口中！畢竟媽媽只有一個，是這世上他最親近的人，要這樣看著媽媽受腫瘤折磨，身為人子的他，企盼著會有奇蹟出現。

從驗血、驗尿到最後要動栓塞手術，林教授認為，從診療流程來說，是相當嚴謹且值得信賴的，否則捨棄這種治療手段，難道還別有他法嗎？以他所學的背景，對醫師的診治是毋庸置疑的，只能悻悻然的接受。

就在將動手術的前一刻，林教授的大姊趕到醫院，在短暫而匆忙的了解後，大姊極力反對讓母親動栓塞手術；兩人在醫院的會客室為了是否動手術，爭辯了一下午。

在大姊語重心長的強調，不會拿母親的生命開玩笑，以及抱持無奈與姑妄信之的情況下，林教授妥協讓步，將母親的就診大權交付給姊姊。

不做栓塞就辦理出院，醫師自是竭力反對，對於家屬浪費醫療資源也頗有微詞，只是站在尊重家屬的立場，也只能歡迎他們隨時回診。而林大姊將母親帶出醫院，是因為她周遭朋友中有許多和母親病況類似、但經多次栓塞仍未見好轉，甚至有人往生的例子。

於是在聽聞姜醫師所倡導的癌症治療法，尚有可能有奇蹟出現下，懷抱著一線希望，將母親帶離醫院，這也是林教授同意妥協的地方。

了解正確飲食觀念的重要

林媽媽首先被女兒帶到一個空氣清新的小村落，很適合養病，每天三餐力行生機飲食，吃有機蔬菜、苜蓿芽等；在喝小麥草汁，約兩、三天後，她發現有口臭、呼吸惡臭、腋下冒煙且感到身體有「全都臭」的現象，十分心慌；經女兒解釋是身體在排毒才令她寬慰，對生機飲食更具信心。

林教授也是帶著半信半疑的心，前往全然陌生的深山中，和母親共度了難得的一星期，彷如回到幼年時光。人到中年還能睡在母親身旁是多麼幸福的事，而他整個生活、飲食觀也在此時有了一百八十度的轉變。他驚訝的發現自己四十幾年來，原來一直生活在有毒的世界中，才發覺飲食也需要一套正確的觀念。

這一星期裡，林教授跟著媽媽一起爬山、散步、運動、喝乾淨的山泉水、呼吸新鮮空氣、吃五穀雜糧，這些都是都市中人很少能接觸到的。

而林媽媽在這種新的生活飲食體驗後，身體狀況有著顯著的改善，回到花蓮家中，她便依著山上所學的這套生活方式，持之以恆的繼續下去，自己種菜、打小麥草汁喝，杜絕外界的加工食品，摒除蛋奶肉類，多方攝取大自然賦予的五穀雜糧、芽菜及有機生菜，控制鹽、糖的食用量，一切回歸自然，並且每天適度運動與散步。

對於母親的毅力，林教授深感佩服，因爲這些自然食品並非純然美味，但林媽媽卻能甘之如飴。一年後，林媽媽到慈濟醫院做檢查，醫生發現她有肝臟腫瘤，依然如一年前不同醫院、不同醫生般做出相同的建議——必須做栓塞手術。由於前一年已放棄動手術，林教授與姊姊在意的是腫瘤是否縮小？

在徵詢、確認腫瘤較爲萎縮後，他們雀躍三尺的告訴媽媽這個好消息，先前所採取的生機飲食，對她的健康有著很大的幫助，病情明顯改善，要她繼續加油。不過，他們當時還是隱瞞她患的是癌症的眞實病情。

大自然是救命的萬靈丹

二○○○年四月，林媽媽又到醫院做更徹底的追蹤檢查，腫瘤竟然已消失無蹤！在醫生宣布後，林媽媽才被告知，原來她所患的是癌症，並且在那一段與癌共處的時日，正是因爲她自己的努力，才有奇蹟出現，也希望她還要堅持下去。

一般人提及生機飲食的觀念，總覺得是「吃草」，其實人的本質是要順應大自然的；好比森林裡的小動物受傷時，便會躲在草叢中取食靜養，一段時間後又能生氣蓬勃。

其實動物就是在大自然中找尋草藥療傷的，所以自然物中有許多是救命的源泉，而人總是被一般科學文明所研發出來的特效藥給蒙蔽，以藥爲萬靈丹，其實這是推翻了大自然的定律。

從發現母親身上有腫瘤到腫瘤消失，使林教授相信飲食可以是最好的醫藥，人類自己也可以是最好的醫生；他希望以母親的經驗與世人分享，能喚起更多人的健康意識。除了感謝他大姊的堅持，那位撞到母親的陌生女子，也被他視爲生命中的貴人。

一束花的回憶
——天主教母親的寬恕與放下

當面對人生的重大課題，端看自己是如何斷句、抉擇。癌症眞是一位嚴厲又高明的老師。

馮太太是一位約莫六十歲、雍容華貴的婦人，不論是濃粧或淡抹中都可以察覺到年輕時的端莊與愛美的天性。

仔細詳談退去裝飾、還原眞相，她才表白：她是乳癌的病患。四年前已開刀切除，且加強局部電療與全身化療。

本以爲此後就安然無事，沒料到今年另一側，又復發、轉移到骨頭及肺部。幾近無望的生命，因爲疼痛所以接受化療。沒多久一頭烏髮已全部脫落，現在是一頭假髮、一個義乳、一口假牙，「我像是一具活死屍般」，她不但痛苦而且痛恨，當她苟延殘喘之際，她的內心很不安寧，她想到：「爲什麼復發、轉移的是我呢？」

癌末病人仍有這麼大的火氣與激動的心情，實在也不容易，這是我第一次感受、遭遇到的。如果這股怨氣能夠善加引導，不也是很強盛的生命力嗎？

我把說話速度調得更加緩慢，我輕聲細語的與她談著，我告訴她：「與其只問『爲什麼復發轉移的是我？』何不問『我爲什麼會復發轉移呢？』抱怨、牢騷並沒有解決問題；同樣的十個字，卻有不同的結果。前者只是增加壓力、負面情緒、天天服毒。後者是一種自我反省，了解自己的內心，這才是治療的第一步。這種生活方式是天天服妙藥，自然能痊癒。想想眞的這一生沒有一個人値得妳欣賞、讚美嗎？手術、化療、電擊可以清除妳身上的乳癌，卻無法清除引發癌症的火苗。」

有意義的人生

幾個月後，她的家人轉達我，她已安然過世。在過世的前幾天，她把子女們都找來，一一取下她身上、手上的首飾、戒子、手鐲、項鍊等飾物，一一分贈給孩子，並穿著一身素白的衣服，也脫下假髮、去掉義乳，還原本來的自己。

要求孩子們在她彌留之際，爲她念誦《玫瑰經》。在此刻她已完全原諒所有她曾怨恨的人，眞的在臨行之前，清清白白的來，也要潔潔淨淨的走。天主的雙手只有寬容撫慰，聖母的懷抱，只有慈愛、安詳。

天下沒有我不愛的人，天下沒有我不能原諒的人，感激自己在最後的片刻，能及時醒悟，找到內心的安寧、平和、無怨、無悔。記得送一束花給姜醫師，感激她的眞心關懷與最後的加油。

他們走後，空蕩蕩的診療室，在一片寧靜中、一片清香中，我領悟到一句話「GOD IS NOW HERE」「GOD IS NO WHERE」，神就在此，神不存在。當面對人生的重大課題，端看自己是如何「斷句」「抉擇」。癌症眞是一位嚴厲又高明的老師，只是明師也要有高徒才能相搭配。

雖已瀕臨死亡（臨終），仍然需要豐沛的生命力、充足的希望、信心與關愛。基督的教義，闡揚信、望、愛的眞諦，臨終或癌末病人，在這三大支柱之下，必然與天堂的路，更爲靠近。

基督的女兒
——扶我再踩一次土地

以後我眞的見到老太太，她是虔誠的基督教徒，她感受到飲食改變的奧妙，以及內心的平靜是多麼神奇的恩典。

憶起黃老太太的一段特殊因緣。

大約四、五年前，有一位中年女士拿了很多X光片及影印的資料，神情緊迫的出現在門診室。原來是代替老媽媽前來看病。

媽媽出國返台後，突然解不出小便而緊急住院，在這之前，除了糖尿病外，一切都正常。但住院後，才陸續發現尿毒症，子宮頸癌擴散到輸尿管、腎臟，已是末期的病患。醫師除了爲她準備洗腎之外，已無什麼更好的對策。對這樣青天霹靂般的噩耗，全家大小都陷入黯淡的愁苦中。

後來偶然的因緣，她輾轉得知我的門診，而前來諮詢應當如何處理？我詳細看了她的狀況，直覺情況並非如此嚴重，就建議她應該如何照料母親以緩解這個病情。

奇異恩典

約莫一個月左右，這位黃女士再度出現，她帶著感激的眼神，送了一尊藥師佛像與我結緣，告訴我，母親依我的提示，已能自行解尿，且可下床，再過幾天就可出院，母親直嚷，出院後一定要來探望姜醫師。

我爲她的描述感到欣慰。能見到老太太從極大的痛苦中出苦，眞的替她感到安心。

以後我眞的見到老太太，她是虔誠的基督教徒，因爲飲食的改變，由頓然放棄肉食，導入清淨、生熟相結合的素食，對於她六、七十年的生命還是第一回，她感受到飲食改變的奧妙，以及內心的平靜是多麼神奇的恩典。

她希望有一天能站在教會的講台上，做個生動的見證，勸誘教會裡的弟兄姊妹都能起而改變，既可強身、防癌又可讓心靈仁慈；更相信禱告的力量，使她在罹患惡性腫瘤幾近無望之刻，再獲重生。

就這樣與癌症共同存活，她把癌症當做一個調皮天使，從不厭惡、不仇恨，即使到了末期產生疼痛的感受時，她依舊平靜、祥和，依舊充滿對天堂的希望，在上帝的恩典中度過。

歡喜的踏在土地上

直到有一天，正好月圓團圓日，後輩子孫、教會弟兄們，不約而同都集聚來探視她，她突然告訴女兒：

我這一病就已數個月，好久沒有踩在地上。請妳扶我起來，讓我赤腳踩在泥地上，我十分期待這種感覺。

家人扶起她，讓她站起，此刻她的臉綻放出燦爛滿足的微笑，環視著簇擁在四周的親人，不多久她坐在輪椅上，平靜的嚥下最後一口氣。

原來她是以雙足親吻大地之母，告別今生摯愛的家人，心滿意足的步上天堂的旅程。

再過些日子，黃女士捎來母親往生的訊息，特別告訴我，她是虔誠的佛教徒，爲了深陷病苦的母親，在徬徨無助、六神無主之時，她天天持誦《藥師經》，在滿七天之時，突然有人告訴她：「去找姜醫師，可能有所幫忙。」爲此之故，她很感恩藥師佛，也很感恩我的協助。

我恍然大悟，告訴她其實不該感謝我，應當感恩妳自己的信心與孝心，是至誠心感召藥師佛及耶和華，讓鍾愛的母親，平穩的走過這段人生。

瀕臨死亡

——光權的修心日記

其實光權的腦部早已彌漫多處巨大的腫瘤，病情應該是極爲惡劣，命在旦夕，但他既無頭痛，也無嘔吐，更無昏迷，非比尋常，跌破醫師們的眼鏡。

光權第一次來到我的診間，告訴我：他罹患肝癌，請教我應如何處置？原來他剛考上研究所，親友都替他慶喜，但在入學前的體檢中，卻發現了肝癌。

我與他細談後，建議他接受手術切除，再配合飲食生活的調節，就會有極佳的預後，但我還是提醒他，要多思考何以會生病？養病期間應多加思惟生命的價値、無常的含意。

大約半年後，他再次出現我的診療室，一切狀況相當平穩，只是內心無法安定，很想有系統的修學佛法，覺得靜坐、禪修抽象，無法得到實質受用。

我深感到他對「內在生命」探索的渴望，就推薦他到新竹學佛、聞法。爲了那引燃的微弱火光，恐怕會消退，故不時的打電話勸誘他，身體雖然生病，不要白白受身體之苦，應當好好探究生命的眞理，才能找到眞正解脫的因緣。

尋獲至寶

再過半年，我在法訊裡讀到他的修心日記，又在寺院裡見到他本人，已全然退去昔日青年的孤傲，滿面笑容。他告訴我，謝謝妳，姜醫師，我終於找到生命中的至寶，今生不算白活。

此後一年，他一直快樂、歡喜的學佛，時時祈求佛菩薩。他不貪生、不怕死，但覺得能夠認識佛法、能夠有更多的生命來深入佛法，是他存活的唯一目的。如果沒有時間，我就留到下一世好好再學吧！

病危前三個月，他突然在法會結束後，左邊無力不能行走，從此陷入腦部的轉移。當他住院之刻，意識清醒，只是左肢無力，偏癱；經由醫師會診，深感不可思議。其實光權的腦部早已瀰漫多處巨大的腫瘤，病情應該是極爲惡劣，命在旦夕，但他既無頭痛，也無嘔吐，更無昏迷，非比尋常，跌破醫師們的眼鏡。

此時他與我電話聯繫，問我有何建議？我真誠的告訴他，放下這個身體，集中心念，好好準備，在最高能量時刹那往生西方淨土。在自我清楚之際，做好萬全準備、安頓家人，請求大家的祝福，協助完成這次最圓滿的旅行。

兩個月後，得知他已往生。半年後，我收到師父們爲他製作的紀念集，看到他在臨終前的平靜、祥和與勇氣。

對這段因緣的轉變，我感到內在生命的不可思議，雖然他才二十八歲，不禁令人惋惜，但他三個月前已寫好遺書，已預見到臨終可能的變數，把內心最想做的事、最想說的話，遺留下來。

其中一段，令我深深感動：「爸、媽，能當你們的兒子眞的很幸福，這養育、教育的恩德，眞是難以回報；奉養孝順您們，今生無法做了，現在唯一能做的，就是希望能藉由我這無常的示現，度您們學佛皈依三寶，這樣我今生就更加的圓滿，沒有遺憾。」「內心充滿著無限的感恩。相約在彌陀淨土共修佛法。」

癌症病友的模範生

陳先生五十五歲，排行老大，小時因家境清寒，故輟學打雜幫忙家計。然而資質聰敏、勤奮不懈，未及弱冠，已是一名汽車修護的「黑手」師傅。本爲台東人，因爲就業、創業、成家，乃遷徙至桃園，白手起家、勤儉刻苦、養兒育女，多年後已是「五子登科」，小康家庭。不幸的，二子在十八歲那年，因奮勇搶救落水的同伴，卻溺斃。此意外事件，對於爲人豁達爽快、老實敦厚的陳先生，帶來中年喪子的苦痛。

約莫一年半前，他自感疲累、精神不濟、消化不良、腹脹不適，經由台大醫院有效率的診斷爲肝癌，同時建議立即住院接受腫瘤切除手術。因爲是長在左葉上單一的腫瘤，醫護人員對於這個及早發現，且能即刻手術切除的肝癌，充滿信心。同時對於陳先生本人如此明理果斷、毫無疑慮的高度合作態度，充滿讚歎及滿意。手術相當成功且順利，陳先生在各方的祝福聲中出院回家療養。

以後他按時回院繼續追蹤治療，不出兩個月，在門診超音波掃描檢查中，愕然發現在殘存的肝臟，又長出數粒新的腫瘤。誠如青天霹靂般的打擊，但韌性強、生命力旺的陳先生，依舊與醫師密切合作，絕不與癌症妥協、絕不輕言放棄。出出入入醫院，接受肝腫瘤栓塞治療法。利用一種藥物，由血管注射進去，當做一種阻塞劑，把營養腫瘤的血管——補給線——切斷，置腫瘤細胞於饑荒、缺氧、缺血的狀態，進而造成癌細胞的自我壞死、消滅。

第一次栓塞後，因效果不彰，再安排第二次。幾個月來，醫院變成他的家，人生第一次離開熟悉的家，長時間在外地，以院爲家，心中有著陣陣悽涼與悲傷。

在醫院裡，因爲他的身體狀況尚能自理，並且時有餘力去幫助其他病友，甚至三更半夜被病友喚醒，爲他們倒水喝、倒尿壺等，他總是念及同病相憐且相疼惜，不但毫無怨言且毫不嫌棄，因此以病會友，廣結善緣。

某日下午，隔壁床的李先生是位醫師，也是位末期肝癌頑固病患，他的親朋友好經常探視慰問，盼能軟化他的心，以便減輕病苦。談話間論及癌症的起因，來自飲食不當，生活失軌，情志不安等，但根本原因在哪？——「殺業太重」。這位李先生聽了宛如耳邊風，嗤之以鼻。

「殺業太重」是癌症的根本原因，這個信息及觀念，對於陳先生而言，雖年過半百，在五十多個歲月中，從來未曾聽聞過，卻也從來未曾思惟過，因此相當震撼。出院之後，他輾轉詢問，找尋這個震盪他內心的醫師。

學習換取健康的方法

很清楚記得那天是星期一，陳先生是我的門診最後倒數第二位病人，我們初次見面，他笑咪咪、喜盈盈的對我說：「姜醫師妳寫的書、妳講的健康講座錄音帶，我總共聽了四～五次。我是末期肝癌，醫院告知我，最長僅有三個月的存活期。我才出院三天，聽完妳的講說，我不但深深感動，並且深深慚愧與懺悔。」

我問他：「難得您那麼用心且至誠，您必然有所領悟及有寶貴的心得，可以與我分享嗎？」他毫不假思索的說：「我是一個粗鄙、俗氣的黑手，沒讀幾本書，也不擅長表達自己，但是我卻被豐富又逗趣的內容，輕鬆中不失嚴肅的論點，深深吸引，令我如雷貫耳般，我終於領悟——『萬病均由殺業起』這個千眞萬確的眞理。我不僅是內心認同而已，我當下就發誓願速斷肉食；不僅僅是因爲自己得了肝癌，以吃素食來換取健康，更重要的是我不忍再食衆生肉，不可再造業，苦海無邊。今天我前來看病的目的是，希望妳能指導我，如何做功課？如何消業？如何念佛？如何好好過一個利益衆生的餘年？」

我坐在診療椅上良久，思惟著陳先生所訴說的眞心話，他的福德因緣，何其深厚！自己有一種如獲知音的滿懷喜悅。想到一個早晨門診中，來來往往的病患，多數人都是存留著生病、吃藥、看病、領藥，你一問，我一答，答完領藥，如是日復一日，終此一生……人在染患大病之後，他的覺性會被開啓，所謂「逆緣增上」，處在逆境中、患難中，反而更能往前躍進。

自己突然忘卻了已經累積四小時看診的疲倦，直覺的感到與陳先生及其家人，有著深厚的親切感與護念心。

從此以後，我們的相處與相識，由醫病關係，變成田裡、園子裡墾植的農友，進而到志同道合的蓮友，無所不談，相互信賴。

有關調攝身心的方法，我則無不傾囊相授。他也無不雙肩荷擔、雙手扶持，包括幫忙種植有機無毒的生菜、蔬菜、野菜、麥草等，供給自己及其他癌症以及重病的朋友使用；並且經常襄助我們繼續辦理健康講座、品嘗大會，教導大衆如何改良土壤，如何利用廢棄物品，改裝設計成經濟實用的器物，每每都是化腐朽爲神奇的構思與創見，常常令人咋舌稱奇。

他以自身爲榜樣，人人見了莫不豎起大拇指。認識他的親友，看見他的模樣，除了比往昔（病前）清瘦一點外，簡直無法想像陳先生是一個身上帶著十幾個癌腫塊，血中胎兒蛋白指數高達兩萬以上的末期肝癌病患。

不可思議的心

有一次我們相約一起去找一塊水源清潔、尚未受到污染的荒地，他決定搬到山裡來長住，負責開墾種植更多無污染、無農藥的蔬菜。我突發奇想問到：「您如何能有這種堅強的毅力，驟然斷了肉食？」

他娓娓道出過往的事情：年幼時在家鄉，既貪玩且無知，家境困苦，沒有什麼可玩的東西。夏日裡就與三、五同伴，在田裡抓青蛙玩耍，玩膩了就用一條鐵絲，把牠們串成一串。年長之後，當零工、做雜役，貼補家用。因爲都市人要吃獼猴肉，我就被雇用在台東大武的深山裡，射殺獼猴。

雖然我從來不吃猴腦、猴肉，但當時一箭穿心，獼猴從樹上巨聲落地，猴群哭號悲慘的音聲，到如今想起這些荒唐、殘暴之事，眞是業報現前，因果昭昭然。

未認識姜醫師之前，我並沒有想到這些前因後果，當我體驗到「萬病均由殺業起」，外科醫師在我肚子上千刀萬剮，放射線科的血管攝影，用探針找血管，注射栓塞……與我曾殺害過的青蛙、獼猴，以及有心、無心所傷害的各種大小衆生，無法比擬。今天得此惡症，我沒有任何怨尤，一切都是自作自受，因此我是甘心領納。

他算是眞正明瞭且體驗到病根的所在。我更進一步建議他：每天除了早晚課之外，應當加上「小蒙山課」，專爲歷劫冤親債主，以及我們所曾傷害的衆生，藉著至誠懇切的懺罪悔過，專一其心的誦持「心經」、「大悲咒」、「往生咒」及念佛百八聲，並施淨水及米，與法界有情，廣結善緣。祝願他們身得離苦厄，心能開智慧、脫煩惱。

他與其法眷，從此以後更專注於念佛及持咒的自我修持，生命的意義也由肉眼所及，遍及更寬廣的三世及十方法界有情。生活的目標也由狹宥的自我，拓及更積極、更光明的慈悲喜捨。

我因有事出國，離去之前，我們互道珍重，並且叮嚀要好好善待腫瘤。約莫一個月返國，得知陳先生病重體弱、咳嗽發燒，馬上安排住院進一步診治。

我細細的研究病情變化後，他低沈的對我說：「是不是沒有希望啦！」我據實以告，X光片顯示兩側肺部，有一半以上的肺組織均受到肝癌細胞轉移。我對前後僅一個月的巨大改變，有一種莫名的疑惑，疑惑醫學上癌細胞生長時間、生長之快速超乎常理，無法料及。

爲了探討其中轉變的可能因素，我詳細問及這個月發生的事情。陳先生終於直截了當的說明，因爲感冒，人很虛弱，當時求助無門，動搖自己的信心，聽信別人的話，濫用偏方，眞是病急亂投藥、迷惑且迷信於抗癌妙方，才服用不過三日，下肢便出現嚴重浮腫，他就不敢再用啦！

此後狀況，每況愈下，甚至出現咳血、氣短、失眠。自己明知要善待腫瘤，視如己出，但每當身體稍有不適，貪生怕死，身見太重，馬上又起殺害之念。在這最後的關頭，使我更深切領悟到——「人心的不可思議」。他的回答，解開我的謎團。

陳先生住院前後不及七日，雖是末期肝癌且兩肺大量轉移，但臨床上始終沒有出現腹水、黃疸、大量吐血、便血、咳血、肝昏迷、呼吸衰竭等令人措手不及的併發症。

因爲長期清淨的蔬果素食及生食，巡診或探病來到他的病榻側，也嗅不到任何患病的腥臭穢氣。

每回問及夜晚睡眠情況，他總是很和平的訴說：「幾乎無夢，就是有夢也無恐怖噩夢及被人追逐殺害。」

記得最後一次見到他，他告訴我：「姜醫師能不能幫忙我，讓我安樂死？」我說：「可以啊！」他喜出望外，等候佳音。

我接著問他：「你要安樂死，死前還有沒有放不下的事情？如有，無法做安樂死。」他率氣直道：「我這隻老牛，一生拖車到此人生的終點，想想既不欠人情，也不欠人債，眞是了無牽掛，一心等安樂死。」

我考察這些微細的念頭及他心中果決的意願，告訴他：「陳兄，您善根深厚，福德因緣成熟，在這臨終前，雖身染重病，但重病輕受，無大苦痛，神志清明，也無障礙。這時來做『安樂大法』最易成功且有把握。您在此地未完成的使命與任務，要到極樂國去繼續完成，別忘了先到西方蓮池畔，多種些清淨的蔬果等候我們這幫『青番』。放下世間一切的掛慮，也放下這個用了五十多年的身體，我們至誠懇切企盼彌陀接引，念佛求生西方。」我們合掌在他感到最苦的地方，分別攝念觀想，腫瘤乘坐在蓮花台上，藉著持誦往生咒，迴向送歸安養。

隨後我取出一份東西與他結緣，告訴他這套錄音帶才剛出爐，尚有餘溫，紀念我與諸位癌症及重病朋友，是對普天下衆生的法供養。

他打開封套見到我寫的一行題字——三書兒：「癌症病人的模範生。」他久久不能道一句，雙眼內含著無盡淚水，我們彼此握手，此時眞是無聲勝有聲，心中祝福他，但願安樂大道是康莊大道，恭賀他先去阿彌陀佛那裡報到，註冊入學。

隔日清晨，他囑咐妻子，請人來床邊替他剃除鬚髮，沐浴淨身，病床邊的念佛機佛號平穩一貫的誦念著，是夜他的氣息減弱、心跳停止、平靜往生，安詳的如在睡夢中，家人經過十二小時的不斷助念，行將入大殮時，三書兄的嘴角帶著昔日常見的微笑，揮別大衆，安樂而去。

因爲這種殊勝因緣，知書達理的妻子及子女，決定完全以佛家最如法的儀軌爲他做佛事。

基於這份打從內心的敬意，也隨喜成就他們的孝心，所以參與並鼓勵他們自己來荷擔父親的佛事。

今天是陳先生的三七日，我自動前去，晨曦初起，肅穆的佛堂，香氣四溢。家人及數位蓮友也來隨喜，清晨誦經念佛，祝福三書兄早證無生，乘願再來。臨走前，陳大嫂提了兩袋青菜告訴我：「這是三書生前親手栽種的南瓜及野菜，日前成熟且可採收，請姜醫師帶回去……」心中突然憶起古德一句話：

「佛法何以妙？心法之妙也。

心法何以妙？自性本具也。」

勇者，灑脫拔下氧氣罩

身體雖然治不好，但內心極爲安詳，眞是不可思議，他對死亡完全不感到恐怖。

李先生是位中年的商人，因爲得到胸腺癌近半年，已放下他的事業專心養病。想想只是在家養病是極爲自私的做法，想到應利用剩餘的生命，做點有意義的事，小學就在他家附近，於是他自願到學校當「愛心家長」，護送孩子上下學過馬路。

後來，他的身體狀況逐漸走下坡，腫瘤轉移到兩側肺部，家屬不忍心他站在馬路上恐怕空氣不好，影響病情；他卻告訴妻子：「能夠保護一個孩子的生命安全，我今天就感到生命很有意義。畢竟我這麼嚴重的病情，還能做一點利益衆生的事情，是上天給我的福報與培福的機會。雖然清潔的空氣對我何等重要，但珍重、愛惜生命，遠較爭一口氣更爲重要。」

不可思議、毫無痛苦

幾個月後，他的太太告訴我，生前他要她轉達我：感激姜醫師所教導的清淨身心的飲食生活，雖然他書讀得不多，還好知難行易，力行就得到效益。身體雖然治不好，但內心極爲安詳，眞是不可思議，他對死亡完全不感到恐怖。

最後幾天，他因大量咳血才勉強住院療養，在病床上不斷的提醒妻子、子女，在最後的時候，千萬不要通知醫療人員爲他急救，你們一定要遵守這個諾言，他對往生已充滿信心，對未來也充滿期盼，只要協助他、提醒他，保持正念清明，對往生極樂世界的信願力，爲他加油，就是他最善解、最貼心的眷屬。

李先生往生的那一天，孩子與妻子守在他的身旁，親眼見到他很優雅、很輕巧的拔下覆蓋在鼻子上的氧氣罩，吐出最後的一口氣，在氣息中儼然聽到「阿彌陀佛」的莊嚴。他也如此莊嚴、自主的步向下一程。

當天我在報上看到另一則報導，一位享譽國內外極爲有名的哲學思想家，因罹患慢性阻塞性肺病，合併呼吸衰竭而過去了。

報導中描述因爲病況危急，僅有學生在侍，家眷無法趕到，相當惋惜。尤其在最後幾天，教授強迫插上呼吸管以便治療，因爲無法談話表達，只能用筆書寫，每張白紙上，屢屢看到的都是一句相同的表達「請多給我一點氧氣」「多給一點氧氣」。

一位是一生探究人生哲學，在講堂裡、在學術殿堂裡的學者；一位是販夫走卒、平凡於街市，護送孩童過馬路的癌症病患，在人生最後一刻的圖像表白：前者是需要多一點氧氣，後者是瀟灑的拔去氧氣罩，眞是應證孟子所說的：「學問之道無他，求其放心而已。」

白忙一場的化療

別以爲年輕就一切無恙、永遠健康，應隨時注意自己的身體狀況，不可過度壓榨，也不要視預防勝於治療爲老生常談，畢竟在還沒形成疾病以前花費的時間、體力、精神與物質，都比病成之後要少很多；而一旦形成重病再要治療，有時候不論再怎麼用心也無法挽回。

三十歲正值人生的精華時期，也是即將在人生路上大展手腳的時候。偶有病痛對年輕人來說沒什麼大不了，看病吃藥、休息一陣子不就好了。誰也沒有想到，不時嚷嚷背部痠痛的黛玲，會在這青春正盛之際，患上令人聞之色變的「乳癌」，而且，一經發現，已是轉移到其他器官與骨頭的末期癌症。

總以爲是工作太繁重，對於背部的痠痛、不時的疲累感，起初黛玲並不以爲意，想著休個假，再做個推拿、貼貼草藥膏就會恢復正常。但是，假也休了、工作忙碌的高峰期也已過去，痠痛依舊，膏藥推拿似乎沒發揮應有的效果，痠疼只是隨著日子一天天過去而加劇，還伴隨著發燒的症狀；熱心的同事認爲不對勁，建議她好好檢查，於是住進醫院，但幾天下來仍檢查不出病因。

出院不久，本已減輕的症狀又起，只是除了半身水腫，問題癥結還是弄不清楚，病情仍反覆不定。

請求醫師再仔細做檢查。幾天後，檢查報告出爐，震驚周邊所有的人，因爲，她罹患的是乳癌，而且是癌細胞已轉移的末期。

決定做化療

才不過三十出頭的年紀，乍聽這樣的檢查結果，直如青天霹靂。黛玲與家人心情的激動，若非過來人是很難體會的，但她很堅強的面對自己的病情，因爲她擔心若表現出自己的傷心欲絕，她的父母、同事可能會更加難過，唯有和最親密的友人單獨在一起時，她才會悲傷難抑的痛哭失聲，只是哭也無濟於事，總是要面對這既成事實。

這時，榮總已將黛玲轉到血液科，醫師也很親切、用心的解說他們打算如何處理她身上的癌細胞。

由於癌細胞已擴散出去，所以切除手術派不上用場，唯有採用化療；而且，醫師認為黛玲還年輕，體能好，可以用重劑量來治療，希望藉以殺光所有的癌細胞，於是接連安排好幾個療程。

當她決定要做化療時，已有不少人告訴她化療可能造成頭髮掉光、也會產生種種身體不適的現象。在已有心理準備之下，黛玲很乾脆的剃短頭髮，順從醫師安排住進病房、展開療程；第一次化療後的效果不錯，指數劇降，白血球不會掉得很低，精神也還好，住院三、四天等白血球回升到三千多就出院回家調養。

休息二、三星期後，再次去門診檢查，沒想到腫瘤指數又攀升了！

二度住院化療，黛玲就很不好過了，頭髮開始掉得更兇，體重快速下降，腸胃不適吃不下東西，也睡不著覺，全身都感到不舒服；有時還會發燒，點滴更是二十四小時不離手，還得每天固定抽血一次，發現異狀則需再多抽一次。

她好不容易熬到白血球指數回升，趕快出院；如此進進出出醫院，一次比一次辛苦的做了四、五次化療，終於完成所有療程。

再試高劑量療法

除了體重已降到三十幾公斤，頭髮掉得精光，腸胃非常不舒服不說；對黛玲而言，最痛苦的是護士要抽血、驗血時，常常找不到血管，扎遍手腳甚至裝上人工血管也不管用，總是要挨近十針才能抽到血。到最後更是只要想到抽血，就讓黛玲不由自主的害怕起來。

根據醫師的看法，對付癌細胞要趁機追剿、趕盡殺絕，於是建議黛玲做一次二十倍劑量的化療，並且做一次幹細胞的移殖；此時，她雖已非常羸弱，仍聽從醫師的建議，施行一次包括藥物注射與口服都有、二十倍劑量的化療，結果白血球降到只剩十二，口水連一滴也不敢吞，因爲只要嚥下一滴，就像是烈火從喉頭直燒到腸胃，東西當然不敢吃了。

那次住院十天，都是靠打營養針度日，身體雖然虛弱卻不容易入睡，還得每天面對打針、抽血，連友人看了都暗自揣測黛玲必然是感到生不如死！

勇敢的黛玲還是堅強的熬了一個月，白血球回升到兩千多時，方才出院。

在這一段做化療的日子裡，也有同事爲黛玲介紹一個草藥郎中，據說是遠從台東山上採集的，對治乳癌很有效果的草藥，黛玲也試服幾帖，但並未有神蹟出現，於是她將希望全都寄託在化療上。

本以爲長達六、七個月，歷經四、五次的化療後，一切都應該已經結束，事實卻非如此，當她的體力一點一滴恢復，腫瘤指數卻也跟著向上爬升！

獲知這樣的結果，黛玲顧不得醫院還有其他人在，當下哭了出來。半年多化療的煎熬，到頭來卻是白忙一場。癌細胞被化療藥物殺一次，又再長一次，而且愈長愈快，也不知換了幾種藥。最後醫師建議採用沒有健保給付的美國抗乳癌與化療新藥紫杉醇，爲了這僅存的一點希望，黛玲的父母顧不得昂貴的自付額，還是再做一次紫杉醇的化療，副作用雖然沒有那次二十倍劑量時強，卻不重要，因爲它還是對付不了黛玲身上的癌細胞。

歡喜改變

心情跌到谷底的黛玲，卻在此時開啓另外的機緣。她有位全家改吃清淨自然飲食的同事，因爲找我前往驗收成果，就順便邀黛玲到她家，並送給她我所寫的書與錄音帶。

其實，早在黛玲一檢查出罹患乳癌，就有熱心同事送過她一套，但那時黛玲並不能接受，也就一直放在一邊。在歷經化療折磨仍見不到希望之後，想要找尋另外的方法，她這才開始接受癌症患者應改變飲食、多吃素的觀念，後來還更進一步能以歡喜心改吃自然清淨的飲食。

可惜，那時要買有機產品還不太容易，黛玲也不懂得該如何烹調，再加上長期化療的折磨，對她的身體已造成非常嚴重的傷害，好的細胞成長速度再也追不上癌細胞的擴散，一聽到要上醫院，就令她膽戰心驚，於是在改吃清淨自然飲食的三個月後，黛玲還是走了！

所幸最後這三個月，她不用待在令她恐懼不安的醫院，而是住在自己溫馨的家中，雖然癌腫瘤的疼痛常令她睡不著，但不用吃半顆止痛或安眠藥，她也能安度過去；期間只因嚴重的肺積水問題，為抽積水而再進過一趟醫院。

在黛玲臨終時，她最親愛的父母、摯友都陪在身邊，直到她停止呼吸的那一刻；幫著前往處理後事的同事，見著黛玲的遺容，都覺得像是她在對大家微笑。

黛玲雖然走了，但她用她的身體與心靈為我們寫下一頁寶貴的人生課程！

是的，人生無常，不是只有老年人才會得到癌症，正值青春年華的人也可能罹患重症！別以爲年輕就一切無恙、永遠健康，應隨時注意自己的身體狀況，不要過度壓榨，也不要視預防勝於治療爲老生常談，畢竟在還沒形成疾病以前花費的時間、體力、精神與物質，都比病成之後要少很多，而一旦形成重病要再治療，有時候不論再怎麼用心也無法挽回。

其次，對待癌細胞，絕對不是用任何殺戮方式就可趕盡殺絕，若抱著對抗的心態，結果往往是兩敗俱傷，還不如善待癌症，與它和平相處，如此一來，身體的痛楚與心理的壓力才能夠減輕。

惟願更多人看見黛玲的病苦，能了知什麼才是眞正身心靈的健康，進而獲得眞正的幸福快樂。

結語

創作本身就像是孕育生命的過程，工作撰寫至今，幾乎已告一個段落，在我到印度朝聖前，應該做個總結，而且終將把人生最苦難的一群夥伴，帶到佛陀的聖教化育之地，願人人生世世都能好好學習、修行，以便開啓自己心靈的寶藏。

生病罹患癌症只是一個提醒、一個覺悟生命的可能機會，從外在幻化不實的辛勞中，走入眞正內在生命的核心。或許有人壽終正寢、無病無憂，但終身也未曾認識到自己的內在靈性，令人感到失之交臂的惋惜。我們卻因爲自己或親友的癌症，而學習到這個課題。

「癌」難道不值得我們感恩？不值得我們敬佩嗎？他委身自己，以一介反叛角色、惡魔羅刹的形貌、苦澀煉獄的滋味，教導頑強、愚昧、無明的人們，只爲一個目的：找到自己內在的寶藏，打開康復的按鍵。

消除對立之心

我們犧牲臟器，接受毒性強烈的藥品，忍受電療後的各種後遺症，花錢購買各種補身、抗癌的健康食品，如果只是窮於在身體的部分傷神、費力、耗氣，沒有因此而覺醒，則代價實在太昂貴、太浪費了。

對癌症的深層啓發無法領悟，以錯誤的負面態度，只是倍增致癌的壓力危波，倘若內心的對立、殺害、恐懼、不安、不悅、不滿等的負面情緒無法解決，癌症是絕對無法康復的，那麼復發與轉移是絕對可以預期的。

有人問我：「如何能永遠不再罹患癌症呢？」「永遠不再有這種恐怖呢？」

癌細胞是失衡的結果，找回失衡的原因，好好平衡的生活，吃、睡、做人行事，其中調節失衡的樞紐在於——「輸入愛心」。

盡量找回自己的愛心，不僅愛你所愛，更愛你所不愛、愛你所仇恨。

把所有負面的情緒，全部「去負面化」，轉化成「正面化」，無所不愛的正面力量。

如此分分秒秒、心心念念的精勤鍛鍊、自我思惟，朝著習以爲常的目標邁進。

有朝一日，我們自然而然的發覺：癌就是我的細胞、身體的成員、我的生命、我的良師、我的益友、我的孩子、我的天使、我的上帝、我的佛、我的菩薩。

滿心感恩他，重塑自己與家人間彼此的互信、互諒、互愛、眞善美，以及內在的接觸。

眞心感恩他，擦亮自己的雙眼，不再追逐虛假的外相，更能穿透這些外相，直探內在無限寶藏，領受安定與解脫。

當我們能步入內在的安定、莊嚴、祥和、慈愛、溫暖、光明，我們已是最富有、最知足、最快樂的生命。

「我願意學習承受所有癌症病人的苦，因爲我親身體驗，我不願意、更不忍心，現今或未來的生命，仍有許多人要再次承受此苦，我更要把從癌症中所學習到內在生命轉化的修持、所獲得的喜悅，永恆的希望、願景，無條件的與大家分享與砥礪。」

這種內心寶藏開啓的覺受，是與上帝、與衆神、與佛、與菩薩同樣的磁場，發出同樣的心念頻率，屆時在宇宙間造成極巨大的共鳴。

這種共鳴不是凡夫俗世的念頭，而是充滿大愛，無條件、無分別的慈悲。這種碩大的磁力，也是慈悲的力量，就能使得身心起了極大的磁場。所謂「心想事成」，不思議潛能的改變、慈化的力量，把癌化也逆轉、治癒。

創造快樂喜悅的細胞

我在大學時期有一位好友，十幾年前，她仍是一位敬業又充滿悲心的腫瘤科醫師，卻不幸罹患卵巢癌，當時她已是多處轉移的癌症末期病患。

她毅然的放下一切，置生死於度外，祈求師父能成就她成爲「修行弟子」。因爲瀕臨死亡之頃刻，唯一的要點是身已無法療癒，必須徹底捨下，但內心卻要保持在最安定、最清淨、最高的能量狀態，步向生命的下一程。

置之死地而後生，經歷幾年內心的修持，修改自己的思想、行爲，身體反而逐漸蛻變，由瀕臨死亡，而進入與癌共存的時刻。

她讓每個受苦、受染的癌細胞，都轉變成快樂喜悅的細胞、健康的細胞。懺悔自己沒有好好善待生命、善待癌症，與他們重修舊好；在生活、飲食、心念各方面都好好調適。最後完全克服自己身心的障礙，完全康復，已使癌症、癌細胞成爲正常的細胞、好細胞、善細胞、上善細胞、妙好細胞、上妙細胞。

她實現、印證，「癌」是可以轉化的，癌是可以回頭的。癌到底是魔或是佛？是地獄或是天堂？是魔則令我們走入負面思緒的業力網，是佛則令我們走入正面光明、解脫自主、四通八達的快樂願力網中。

共創癌症療癒的奇蹟。盼望有朝一日癌那本意爲巨蟹爪的演生血脈，代表著癌勢力的轉移與擴張，能在對自我生命的認知、內在革命與開啟寶藏後，癌的血脈能成爲提供豐沛生命的補給線。

昔日癌所形成的版圖，也變成閃爍燦爛的生命光輝，在迷惑的生死中，能夠因癌的因緣，而共創康復的軌跡。

不同的思考模式

願我能把善待癌症的觀念基因，植入人人內心的DNA中，基因的嵌入，象徵生命重塑的起點，也是未來生命無限接軌的願景。善待癌症不僅是一段抑癌基因，更應提昇爲「超癌氣」基因，超越於致癌、抑癌的二元說，是重塑內心，植入慈悲、感恩與無限時空的密碼。

「生命的眞實價值在哪裡？」在這種諦實的省思後，我們觀察到「眞正的價值，不是生命的長短，而是生命的內涵」。掌握內涵，是不爲假相所蒙蔽、不爲生命長短而傷悲，以能認知內在寶藏，耕耘、開發、發揮、分享；生命猶如活水源頭，此生才不算虛度。

但願這個因「善待癌症」，而引發「善待生命」觀念的基因工程，能夠改變人類千百年來的思考模式，能有更多的生命、更多的朋友，參與這個基因改革的行動，使根深柢固的癌症噩夢——「癌」這個字彙所代表、所詮釋、所暗示的負面情緒及可怕的壓力危波，完全終結，人人都能開創神奇的潛能，屆時癌也可以化成歷史中曾經有過的一個故事而已。

健康之道推廣中心介紹

服務項目

有機蔬果：提供各地農友栽種的有機蔬果。

健康諮詢：除了每週四於台中「無著健康之道」中心，有姜醫師的諮詢門診外，各地亦有義工聯絡推廣點以供詢問。

概念體驗：每年最少一次的「健康自在斷食營」「青少年生活體驗營」及不定期的「健康生活體驗營」。

生命提昇：姜醫師指導的不定期演講活動、義工培訓、讀書會及共修課程等。

大地環保：在推廣中心及各地義工點，提供自然、環保的生活用品。例如：「會呼吸」的衣服、天然手工肥皂、「古早味」的陶鍋、鐵鍋……等。

服務時間：星期一～星期五（上午9:00～下午6:00）
星期四姜醫師「健康諮詢門診」（欲看診者，請先以電話預約。）
地址：407台中市朝馬路81號　**電話**：（04）2251-1115

姜醫師「健康之道」系列作品（**圓神出版社**）

《這樣生活最健康》　定價：190元

以改變生活習慣、增強免疫力、珍惜、回饋的觀點，使你遠離各種疾病，獲得身心靈的健康。

《這樣吃最健康》　定價：190元

最新食物4大分類法及最佳鑽石組合（The Diamond Diet），使你了解各類食物的好壞、優劣，幫助你正確認知疾病與飲食的關係。

《這樣料理最健康》　定價：290元

150餘種健康美味、簡易好學的悅性料理，可隨個人體質差異和營養觀點，交叉互換，變化出千百道佳肴來；是一本具備醫療、防癌、養生等功能的全家人食譜。

《這樣養育孩子最健康》　定價：260元

以切實經驗，呈現預防疾病、痊癒疑難雜症的完備療法，走一趟生命的健康之旅。

The Eurasian Publishing Group
圓神出版事業機構
用心與你對話．視野無限寬廣
圓神出版社
Eurasian Press

http://www.eurasian.com.tw reader@mail.eurasian.com.tw

健康之道 5

善待癌症最健康

作　　者／姜淑惠
文字整理／龔海宜
發 行 人／簡志忠
資深主編／林秀禎
出 版 者／圓神出版社有限公司
地　　址／台北市南京東路四段50號6F之1
電　　話／（02）2579-6600．2579-8800．2570-3939
傳　　真／（02）2579-0338．2577-3220．2570-3636
郵撥帳號／18598712　圓神出版社有限公司
企畫編輯／賴真真
責任編輯／周文玲
美術編輯／劉鳳剛
校　　對／姜淑惠．林慈敏．周文玲
法律顧問／圓神出版事業機構法律顧問　詹文凱律師
印　　刷／祥峯印刷廠
2002年5月　初版
2018年3月　18刷

定價230元
ISBN 957-607-775-3

國家圖書館出版品預行編目資料

善待癌症最健康 ／ 姜淑惠著. －－ 初版. －－
臺北市：圓神，2002〔民91〕
面；　公分.　－－（健康之道：5）

ISBN 957-607-775-3（平裝）

1.癌

415.271　　　　　　91004664